山丘型血吸虫病监测回顾

主　编　钟　波　吴子松　刘　阳

编　者（以姓氏笔画为序）

万佳嘉　王朝富　毛　勇　尹治成　尹洪智
代　凯　伍建军　刘　阳　杨　羽　吴子松
陆　定　陈　陵　钟　波　徐　佳　徐　亮
唐　猛　蒙先洪

人民卫生出版社

图书在版编目（CIP）数据

山丘型血吸虫病监测回顾 / 钟波, 吴子松, 刘阳主编. —北京：人民卫生出版社, 2018

ISBN 978-7-117-27134-9

Ⅰ. ①山…　Ⅱ. ①钟… ②吴… ③刘…　Ⅲ. ①血吸虫病－监测－概况－四川　Ⅳ. ①R532.21

中国版本图书馆 CIP 数据核字（2018）第 167157 号

| 人卫智网 | www.ipmph.com | 医学教育、学术、考试、健康，购书智慧智能综合服务平台 |
| 人卫官网 | www.pmph.com | 人卫官方资讯发布平台 |

山丘型血吸虫病监测回顾

主　　编：钟　波　吴子松　刘　阳
出版发行：人民卫生出版社（中继线 010-59780011）
地　　址：北京市朝阳区潘家园南里 19 号
邮　　编：100021
E - mail：pmph @ pmph.com
购书热线：010-59787592　010-59787584　010-65264830
印　　刷：北京画中画印刷有限公司
经　　销：新华书店
开　　本：787 × 1092　1/16　印张：11
字　　数：268 千字
版　　次：2018 年 8 月第 1 版　2018 年 8 月第 1 版第 1 次印刷
标准书号：ISBN 978-7-117-27134-9
定　　价：49.00 元

打击盗版举报电话：010-59787491　E-mail：WQ @ pmph.com
（凡属印装质量问题请与本社市场营销中心联系退换）

　　血吸虫病是严重危害人民群众身心健康的重大疾病,流行于我国南方广大地区,四川省是全国血吸虫病重流行省之一,全省11市(州)的63县(市、区)为血吸虫病流行区。新中国成立后党和国家一直高度重视血吸虫病防治工作,四川省血吸虫病防治工作始于20世纪50年代,在省委和省政府的领导下,同瘟神开展了轰轰烈烈的群防群控,掀起血吸虫病防治的高潮,经过几代血防人几十年的努力,特别是进入21世纪,全国实施以控制传染源为主的综合防治策略,全省血防工作取得了举世瞩目的成就,2008年全省实现血吸虫病传播控制的目标,2015年以县为单位全省实现血吸虫病传播阻断的目标。

　　血吸虫病监测是血吸虫病防治的重要内容,一直贯穿于血吸虫病防治工作之中,在血防初期、防治高潮、防治达标的不同阶段,血防监测始终为决策者提供了全省的血吸虫病情、螺情、自然和社会相关因素等信息,科学高效、因地制宜地制定了全省血吸虫病防治策略和防治措施,全面推进了四川省血吸虫病防治工作。

　　血吸虫病防治工作具有反复性、艰巨性、长期性的特点,要通过科学的监测掌握疫情变化发展趋势,才能深入推进血防工作。血吸虫病流行病学横断面调查和纵向监测是反映疫情现状和变化趋势的重要手段,20世纪90年代以来原卫生部开展系统科学的血吸虫病纵向疫情监测工作,由复旦大学(原上海医科大学)公共卫生学院负责,在四川省的西昌、芦山设立监测点(观测点),2000年扩大到西昌、丹棱、广汉和蒲江4个监测点;2005年血吸虫病监测工作移交中国疾病预防控制中心负责,扩大到西昌、丹棱、广汉、蒲江、中江、涪城、东坡、仁寿和德昌9个监测点;2010年四川省血防办又增设邛崃、旌阳、安县、夹江、芦山和普格6个省级监测点;2015年中国疾病预防控制中心在全省设立63个监测点(一县一点)。

　　四川省血吸虫病监测工作在国家卫生计生委和中国疾病预防控制中心的指导下,在四川省卫生计生委(省血防办)的领导下,按照全国血吸虫病监测方案,坚持开展了20多年的血吸虫病监测工作,积累了大量的科学数据资料,为制定全国(全省)血吸虫病防治中长期规划,为调整血防策略和措施提供了科学的依据,为全国(全省)血吸虫病防治成就的取得发挥了重要和积极的作用。特别感谢复旦大学(原上海医科大学)公共卫生学院姜庆五、赵根明、周艺彪,中国疾病控制中心传防处李华忠、寄生虫病所周晓农、李石柱、郭家钢、吕山、许静、曹淳力、朱蓉、党辉、鲍子平、祝红庆、秦志强、冯婷等教授的指导;四川省11市(州)、63县(市、区)卫生计生委(局)支持和疾病预防控制中心(血吸虫病防治站)的艰辛工作。

本书收集了 1990 年至今 20 多年的全省和各监测点的监测资料、相关文件、发表论文等，同时也收录了我省血吸虫病监测拓展的相关内容。这些资料是我省血防工作者 20 多年心血的结晶，是对世纪之交我省血防工作的重要总结，也将为今后的血吸虫病防治工作提供很好的借鉴和参考意义。

当前正是"十三五"的开局之年，"十三五"时期是全面建成小康社会决胜阶段。《全国血吸虫病防治"十三五"规划》启动全国消除血吸虫病工作，在消除血吸虫病阶段，要充分发挥血吸虫病监测的作用，掌握全省疫情和变化规律，科学制定防治策略和调整防治措施，为努力实现全省消除血吸虫病的宏伟目标而奋斗。

编　者

目　录

第一部分

四川省血吸虫病监测回顾

四川省血吸虫病监测工作进展

四川省血吸虫病监测技术指导组

一、前言

四川省位于祖国西南部,全省面积 48.6 万 km²,人口 8262 万,其中农业人口占 50.79%。地处中国动物地理区划古北区和东洋区交汇处,生物种类相当丰富。境内气候温暖,雨量充沛、土壤肥沃。四川省适宜多种传染病的流行,全国所有传染病在四川均有流行,四川省也是我国血吸虫病重流行省之一,全省 11 市(州)的 63 县(市、区)为血吸虫病流行区。经过几十年几代血防人的努力,特别是进入 21 世纪全国实施以控制传染源为主的综合防治策略,全省血防工作取得巨大的成就。2008 年全省实现血吸虫病传播控制的目标,同时 27 县达到血吸虫病传播阻断标准;2015 年全省实现血吸虫病传播阻断的目标,63 县全部达到血吸虫病传播阻断标准。

血吸虫病监测是血吸虫病防治工作的重要内容并一直贯穿于血吸虫病防治工作之中,为血防策略的制定和调整提供科学的依据。在血防初期、防治高潮、防治达标的不同阶段,血防监测始终为决策者提供了全省的血吸虫病情、螺情、自然和社会相关因素等信息,科学高效、因地制宜地制定了全省血吸虫病防治策略和措施,全面推进了我省血吸虫病防治工作。

新的预防控制血吸虫病国家标准(GB 15976—2015)已经颁布,明确了消除血吸虫病的技术指标,《全国血吸虫病防治"十三五"规划》提出了全国消除血吸虫病的更高目标。四川省不仅要巩固全省血吸虫病传播阻断的成果,而且正在全面落实消除血吸虫病的目标任务。在新的时期,血吸虫病监测将赋予新的内涵,需建立完善敏感性更高的血吸虫病监测预警机制,提高疾病防控能力,培养储备人员,定期开展演练,描绘四川消除血吸虫病的宏伟蓝图。

二、流行及危害

(一)流行概况

川西平原很早就有"大肚子病"存在,1924 年首次报告仁寿县存在血吸虫病例,并在当地查获钉螺。当时血吸虫病的流行和危害相当严重,1949 年成都平原及其周围 29 个县有血吸虫病报道。新中国成立初期调查估计,全省有患者 110 万人,病牛 10 万头,有螺面积 2.6 亿 m²。血吸虫病流行区涵盖 11 个市(州)63 个县(市、区)775 个乡,6628 个村,流行村覆盖人口 1034 万。最高分布海拔 2350m（普格），最低海拔 282m（宜宾）。全省流行区割裂为 3 片，主要位于成都平原及其周边丘陵地区，沿涪江、沱江、岷江、青衣江水系支流分布，共 53 个流行县（市、区）。另一片位于盆地西南部横断山脉边缘的攀西地区，沿安宁河、雅砻江及金沙江小支流水系分布，有 9 个流行县（市）。最小一片位于川东南岷江金沙江交汇处宜宾市一公园内，历史有螺面积 2.5hm^2，为一孤立螺点，至今无疫情报告。

（二）危害

1924 年 Faust 首次报告仁寿县存在血吸虫病例。Williams（1938）在彭县一成年男性阑尾切片中检获血吸虫虫卵。Chang 和 Lin 1940 年报告孵化确诊的来自彭山和双流的病例。Best 和 Wu（1945）报告从 1939 年起连续 5 年在成都联合医院对疑似病例进行粪孵和涂片检查，共查获 15 例血吸虫病人。与此同时，许多学者在这些病例的居住地查获钉螺（Chang and Lin 1940；郭绍周等，1945；徐国清，1948）。熊太仕（1943）和郭绍周（1945）在成都证实耕牛感染血吸虫病。至 1949 年新中国成立，已报告血吸虫病病例分布于成都平原及其周围 17 个县。

新中国成立前所报告的病例均为极少数有条件的主动求诊者，实际上血吸虫病的危害相当严重。Best（1945）报告的 15 例病人，100% 脾大，最终全部死亡。芦山县、绵竹县、什邡县、德阳县、眉山县均有因"大肚子病"十室九空，人绝户灭的记载。甚至有人不忍腹胀之苦，竟自己刺破肚皮放水而亡。新中国成立初期，在疫区常能见到因幼年感染血吸虫病而罹及的侏儒型病例。疫区民谣："肚变筲箕，神仙难医"足以反映当时血吸虫病的危害。

三、血防工作进展

1．防治初期，开展调查研究，防治试点监测（1949—1966 年）。本阶段监测研究了四川钉螺生态、分布、繁殖和出入土规律，动物血吸虫病分布及其在流行病学上的意义。全省在绵竹县月亮社试点监测，各流行地市（州）和重点县也进行试点。

2．群防群控，防治血吸虫病（1967—1977 年）。全省多次掀起了轰轰烈烈防治血吸虫病的群众活动。各地以血防促生产，以生产带血防，在都江堰灌溉区，大搞渠系改造和条田化，开新沟填旧沟等土埋办法，消灭了大量有螺沟渠，增加了耕地面积。

3．深化血防改革，探索发展新路（1978—1988 年）。根据四川省实际情况，因地制宜，调整防治策略。结合农村联产承包责任制的改革，在疫区推行血防工作责任制，以解决血防工作的报酬问题。在这期间，同时也出现过分依赖吡喹酮控制传染源，忽视消灭钉螺的情况，所以防治效果不持久。

4．利用世行贷款，实施综合治理、科学防治（1989—1999 年）。在原卫生部的统一领导下，争取世界银行血防贷款项目，投资 1557.24 万美元，其中世行贷款 871 万美元，用于采购血防药品和物资设备等，以及应用研究和国际培训。该项目覆盖全省 41 个流行县，人群感染率下降 46.28%，耕牛感染率下降 64.35%，钉螺感染率下降 81.74%。该项目引进了先进的管理技术和方法，调整防治策略，强化了健康教育、疾病监测。

5．以控制传染源为主的血吸虫病综合治理，实现全省血吸虫病传播控制（2000—2008 年）。贯彻执行《血吸虫病防治条例》，大力发展农村经济和新农村建设、改善居住环境、结合农林水项目彻底改造钉螺孳生环境、推广沼气、改水改厕、以机代牛、家畜圈养，做好输入传染源的疫情监测。以经济发展和新农村建设促进血防工作，结合农林水项目改造钉螺孳生环境，易感环境药物灭螺等。国家在普格县特兹乡设立国务院血防综合治理联系点，探索总结出高原峡谷型流行地区的"普格特兹血防经验"。首创氯硝柳胺药物泥敷灭螺法和地膜覆盖灭螺法。总结出了4种新型血吸虫病防治策略模式：

（1）以小流域综合治理为主的"蒲江模式"。

（2）以农业经济结构调整为主的"龙泉模式"。

（3）以农业综合开发为主的"西昌模式"。

（4）以农村公益建设发展为主的巩固平坝地区血防成效的"什邡模式"。在实施以传染源控制为主的综合治理防治策略中，推行"以机代牛"措施，在彭山率先创建"无耕牛县"。

6. 深化传染源控制，实施综合治理，系统预警监测，实现全省血吸虫病传播阻断（2009—2015年）。四川省各级党委政府将血防作为民生工程和政绩考核，业务机构探索出适合不同地区的综合防治策略。通过治标措施，降低人畜感染率，控制钉螺，消除易感环境；通过治本措施，彻底改造钉螺孳生环境，推进阻断达标。在传播阻断过程中各地以当地农村社会经济发展主题建立血防综合防治示范区，确定了以"统筹城乡发展，建立农民集中居住区，消灭血吸虫病"为主题的蒲江示范区，"依托现代农业发展，促进血吸虫病防治"为主题的广汉示范区，"健教先导，部门联动，全民参与，确保达标"为主题的夹江示范区，"狠抓系统化生态治理，促进血吸虫病传播阻断"为主题的东坡示范区，"倡导健康文明新生活运动，阻断血吸虫病"为主题的西昌示范区，"结合新农村开展多形式健康教育"的为主题的什邡示范区，"结合灾后重建开展灾后综合防治"的芦山示范区。彭山县在灭螺工作引入市场竞争机制，探索市场经济条件下的灭螺组织形式。狠抓灾后血防，"5·12"汶川特大地震和"4·20"芦山强烈地震，明确"地方负责、对口支援、专家驻点、技术指导"的分片包乡工作机制，确保灾区血防科学、有力、有序、有效开展。2015年底全省63县（市、区）全部达到血吸虫病传播阻断标准。本阶段制定《四川省血吸虫病预警监测方案》和《四川省血吸虫病监测及监测体系建设方案》。

四、监测工作回顾及进展

（一）广义监测工作

防治初期、中期主要开一些防治试点，在部分重点乡村监测血吸虫病疫情状况。70年代开展血吸虫病全面调查，基本掌握了我省血吸虫病流行分布；于1989年、1995年、2001年、2004年和2015年全国开展血吸虫病抽样调查；20世纪90年代的世行贷款血防项目中注重疾病监测工作；1990年开始原卫生部在我省设立国家级血吸虫病监测点，开始我省血吸虫病的系统监测工作；2000年以来结合我省社会经济发展实际情况，开展重点水域血吸虫病哨鼠监测预警工作，开展生态湿地血吸虫病流行风险因素监测工作。在这些监测工作中监测点监测始终是血防监测的重要内容，20世纪90年代以来国家在我省大山区、丘陵区和平坝区设立了血吸虫病监测点，开展了20多年的系统连续纵向监测研究工作，为全国和我省制定血吸虫病防治策略和调整防治措施提供了科学依据。

（二）监测点工作

1. 1990—1999年监测阶段　1990—1999年原卫生部在我省的大山区芦山、西昌等两县（市）设立国家级血吸虫病监测点，委托上海医科大学公共卫生学院负责监测技术工作。本阶段全国仅在7个重流行省设立13个监测点（当时名为全国血吸虫病流行病学观测点，1995年增加到14点）。当时的省血防办高度重视监测工作，时任省血防办副主任程达华、省寄研所金介梅主任、尹治成教授亲赴省内血防重点地区，深入各地现场调研，查看各地的重视力度、实验条件和技术水平、人员素养等，最终确定了这两个血吸虫病监测点。四川两个监测县（市）是我省血防重疫区，芦山县曾经因为解放军全连战士在思延乡感染急性血吸虫病而"闻名"全国，西昌市是我国著名的航天城，邛海风光闻名遐迩，两地都属我省大山区流行类型，也是我国"七五"和"八五"科技攻关防治项目的研究点。监测工作开展初期，各级各地对监测工作都还没有深入理解，不能完全了解监测工作的意义，监测点（观测点）工作和其他防治试点工作还有混淆。为顺利完成监测工作，保证监测质量，原省寄生虫病防治研究所血吸虫病室派专家直接参加各项监测工作，春季参加监测点现场查螺、钉螺解剖，秋季参加人畜病情监测，亲临粪便检查工作，做集卵孵化、Kato-Katz制片阅片等，年底基层监测人员将现场资料带到原省寄生虫病所，由省级监测人员亲自录入，发现问题，和基层同志核实解决；资料录入后，马上统计各类表格，撰写当年监测报告，报省血防办和原上海医科大学公共卫生学院。

通过现场监测、资料管理、疫情报告等一系列工作，基层监测同志能正确理解血吸虫病监测的目的、意义和监测方法，特别能区别防治试点和纵向监测，也保证了监测点内防治力度与县内其他乡村一致，监测数据能代表该类型流行区的疫情。同时基层同志系统全面开展一项连续的科学工作，从工作计划、工作进展、数据统计分析、监测报告的撰写，全面培养了我省首批的血防监测科技人员。原上海医科大学公共卫生学院袁鸿昌院长在1995年武汉监测工作会上曾经讲过，监测工作初期各地很多同志不会写报告，经过几年的培训各地的监测报告像模像样。

1990—1999年西昌大兴监测点，血吸虫人群感染率从17.73%下降到7.60%；西昌大兴乡主要实施常规卫生血防措施，疫情下降有限。芦山思延监测点，血吸虫人群感染率在0.84%～9.86%之间波动，前4年控制在3%以内，后4年在5%～10%之间；当地"七五"和"八五"开展了血防科技攻关项目，防治力度较大，所以前期血吸虫病疫情较低，而后期项目的结束，防治力度减弱，疫情明显反弹。

2. 2000—2004年监测阶段　2000—2004年，原卫生部在西昌、丹棱、广汉和蒲江等4县（市）设立国家级血吸虫病疫情监测点，委托原上海医科大学公共卫生学院负责监测技术工作。本阶段全国仅在8个流行省设立21个监测点。当时的省血防办和原省寄研所高度重视监测工作，省血防监测技术指导组尹治成教授亲赴省内血防重点地区，深入各地现场调研，查看各地的重视力度、实验条件和技术水平、人员素养等，最终确定了这4个血吸虫病监测点。进入21世纪，全国和四川省血防工作发生了变化，我省的大山区、丘陵地区、平坝地区血吸虫病疫情时有反复，选点工作充分考虑我省当时的血防实际，在大山区西昌市继续开展监测工作；长丘山区是我省防治的重点和难点，选取了蒲江和丹棱两县；我省1980年代达到传播控制的县疫情回升，主要分布在德阳和绵阳两市，其中广汉市90年代中期暴发了急性血吸虫病突发疫情，本阶段选取了广汉市为监测点。

2000年首次开展查螺，原省寄生虫病所专家亲临现场查螺，全程参加查螺工作，将监测的理念、意义和要求带给了基层同志，使他们对监测也有较全面的理解，能够认识和正确开展监测工作；秋季参加人畜病情监测，亲临粪便检查工作，做集卵孵化，Kato-Katz 制片阅片等。原省寄生虫病研究所尹治成教授组织全省监测点技术人员集中阅片，共同鉴别，提高镜检水平，先后在 4 县巡回阅片，培养了我省血防工作的骨干。

本阶段广汉市发生一段插曲，让基层同志进一步认识了监测工作的做法和意义。2000 年春季监测点发现了大量的阳性钉螺，为防止当地出现突发疫情，广汉市进行了现场处置，并计划在插秧结束 1 个月后开展人群扩大化疗。原省寄研所专家充分考虑监测和防治的关系，监测是为防治服务，监测结果是在正常的防治工作下科学数据，同时也认识到如果夏季开展了扩大化疗，秋季进行病情监测，监测结果更多是体现化疗效果，而不能反映当地血吸虫病疫情。原省寄研所尹治成教授请示原上海医科大学后，在当地开展化疗前进行了病情监测工作，这让基层同志对血吸虫病监测有了更深的认识。

通过 4 县现场监测、资料管理、疫情报告等一系列工作，基层监测同志正确理解了血吸虫病监测的目的、意义和监测方法，同时基层同志系统全面开展一项连续的科学工作，从工作计划、工作进展、数据统计分析、监测报告的撰写，全面培养了我省首批的血防监测科技人员。这一阶段培养了一些技术过硬、综合能力强的血防人员，他们为下一轮的监测和全省血防工作发挥了很大的作用。

2000—2004 年西昌市川兴镇新隆村监测点血吸虫感染率从 29.95% 下降到 9.04%，丹棱徐坝监测点从 13.46% 下降到 3.19%，广汉市双泉乡龙泉村监测点从 3.87% 下降到 1.09%；这 3 个点主要实施常规卫生防治措施，降幅相对较小。蒲江县长秋乡三合村监测点人群血吸虫感染率从 15.01% 逐年下降到 0.95%，该点实施退耕还林、常规卫生等综合措施，防治效果更好。

3. 2005—2009 年监测阶段 2005 年，原卫生部在西昌、丹棱、广汉、蒲江、涪城、中江、东坡、仁寿和德昌等 9 县（市、区）设立 9 个国家级血吸虫病监测点（包括上阶段的 4 个监测点）。我省坚持上阶段良好的做法，因时制宜开展监测技术培训和质量开展工作。从选点开始，省疾控中心寄防所系统研究全省疫情现状、流行类型、技术水平、布点科学、地方重视等因素，并派专家深入各地现场调研，查看各地的重视力度、实验条件和技术水平、人员素养等，最终确定了这 9 个监测点。2005—2009 年每年初举办吸全省血吸虫病监测技术培训班，诠释监测方案、培训各类监测技术（查螺方法、查病方法、数据统计分析等），年底召开监测工作总结会，总结当年的监测工作成绩和问题，提出来年的工作计划，交流各地的监测经验等。省疾控中心寄防所专家亲临现场查螺，全程参加查螺工作；秋季查病继续采用上一阶段有效的方式，结合当时的具体情况，分片区集中阅片，省级专家现场指导，德阳、绵阳为一片，成都、眉山为一片，凉山为一片，以"传帮带"方式，以老点传授新点监测经验技术，帮助指导新点监测工作，全面带动新点监测工作，这样既培养大量技术人员，也提高工作质量，更加增进了血防同志友谊。本阶段培养了大量的血防技术人员，许多人成为血防（疾控）的行政负责人和技术骨干，发表了大量的血防专业论文。本阶段眉山市东坡区监测点和西昌市监测点被评为全国血吸虫病优秀监测点。

本阶段国家开展钉螺感染情况复核，也暴露出一些地方对监测指标理解不深刻的问题。2009 年春季中国疾控中心寄生虫病所进行钉螺感染情况复核，要求各地钉螺监测后再捕获一定数量的钉螺，寄送中国疾控中心寄生虫病所。由于各地已经完成了春季钉螺监测工作，又重新捕获了部分钉螺。但是一些监测点又将第二次捕获的钉螺数据加入第一次钉螺监测的结果中，导致部分监测点的钉螺指标大幅回升。通过此事件我省加强血吸虫病监测指标，特别是钉螺相关指标的学习培训，提高基层人员监测指标的认识和理解。

2005—2009年，全省9个血吸虫病监测点平均感染率从1.93%下降到0.02%。本阶段四川省实现了血吸虫病传播控制的目标，监测点的疫情结果和全省防治进程一致。

4. 2010—2014年监测阶段　2010年，省疾控中心专家认真分析我省疫情现状及监测点的分布，决定增设6个省级监测点。本阶段全省扩大设立了6个省级血吸虫病监测点，加上9个国家监测点，全省共有15个监测点，更科学全面代表全省血吸虫病疫情。从选点开始，省疾控中心寄防所全面分析全省已有监测点分布和欠缺，并结合各地的疫情现状、流行类型、技术水平、布点科学、地方重视等因素，也充分考虑各地的实验条件和技术水平、人员素养等，增设了邛崃、旌阳、安县、夹江、芦山和普格等县这6个省级监测点。2010—2014年每年初举办血吸虫病监测技术培训班，培训各类监测技术，年底召开监测工作总结会，提出来年的工作计划，交流各地的监测经验等。在查螺和查病时省疾控中心寄防所专家亲临现场全程参加工作，培养带动新点技术人员，也提高工作质量，培养了大量的血防技术人员，发表了大量的血防专业论文。

2010—2014年全省9个血吸虫病监测点平均感染率从0.13%下降到0。四川省2015年实现了血吸虫病传播阻断的目标，监测点的疫情结果和全省防治进程一致。

本阶段制定《四川省血吸虫病预警监测方案》，加强血防实验室诊断能力建设，四川省级血吸虫病诊断参比实验室、广汉市和仁寿县血吸虫病诊断网络实验室通过国家评审和授牌。

5. 2015年以后监测阶段　2015年，全省63县均设立血吸虫病国家监测点。全国血吸虫病防治形势发生了很多的变化，到2015年底，全国实现血吸虫病传播控制的目标，四川省以县为单位实现了血吸虫病传播阻断的目标。以前的血吸虫病监测点主要是设立在疫情较重的地方，而当前全国、全省疫情已控制在较低的水平，我省全部县都达到了血吸虫病传播阻断标准。为了更客观准确反映全省疫情，全省63个血吸虫病流行县(市、区)全部设立血吸虫病监测点。省疾控中心专家会同市(州)专家，认真分析各地疫情现状、流行历史、毗邻地区等因素，并亲赴现场调研，在63各县选取了63个村作为国家血吸虫病监测村。为了全面推进全省血吸虫病监测工作和保障监测工作质量，2015—2016年举办了血吸虫病监测技术、诊断技术培训班、质量控制、网络实验室建设培训班。全省11市(州)、63县(市、区)进入了新一轮的血防监测阶段。本阶段制定了《四川省血吸虫病监测及监测体系建设方案》，并率先在全国提出了血吸虫病监测体系建设，定期开展血吸虫病突发疫情应急演练，彰显警示社会和卫生宣传的社会效应。

四川省经过20年连续的纵向监测，结果显示通过多年防治，我省的血吸虫病疫情已控制在较低的水平，连续7年无当地感染的血吸虫病患者(病畜)，连续12年未发现阳性钉螺，达到了血吸虫病传播阻断标准。监测结果也证明，当疫情较重时，采用全民化疗能快速降低血吸感染率；当下降到5%左右时，单纯化疗降低感染率不明显，必须加强灭螺措施，通过综合治理措施才能进一步降低血吸虫感染；当达血吸虫病传播控制(阻断)标准后，在开展常规防治工作时，必须加强血吸虫病综合治理措施，彻底改变钉螺孳生环境，消灭钉螺，才能实现消除血吸虫病的目标。

五、监测工作的组织管理

四川省卫生计生委领导全省血吸虫病监测工作的,四川省血防行政和业务部门一直高度重视血吸虫病监测工作,各个时期都成立了相应的血吸虫病监测工作领导小组和血吸虫病监测技术指导组。省级血防行政和技术领导长期深入现场检查指导血吸虫病监测工作。四川省按照全国血防监测的要求,制定四川省血吸虫病监测相关方案。1990 年制定《四川省血吸虫病观测点工作方案》,1999 年制定《四川省血吸虫病监测巩固方案》,2005 年制定《四川省血吸虫病监测实施方案(2005 年版)》,2011 年制定《四川省血吸虫病监测方案(2011年版)》,2013 年制定了《四川省血吸虫病预警监测方案》,2015 年制定了《四川省血吸虫病监测及监测体系建设方案》。

四川省卫生计生委组织全省血吸虫病专家,总结全省多年血吸虫病监测工作的经验教训,分析当地全省血吸虫病防治形势和防治目标,在原有监测方案的基础上修订完善,2015年 5 月制定了《四川省血吸虫病监测及监测体系建设方案》,该方案更加注重监测体系的建设,为全省阻断血吸虫病后的监测巩固、进一步消除血吸虫病服务。同时明确全省各级的职责,四川省疾控中心寄防所负责监测技术指导,成立《四川省血吸虫病监测技术指导组》,以省疾控中心、各市州及部分重点县专家为成员,负责全省血吸虫病监测工作的技术指导、培训、质量控制、资料汇总分析和上报。各市(州)疾病预防控制中心(血防机构)负责本辖区血吸虫病监测的技术指导、培训、质量控制、资料汇总分析和上报。监测点所在县的县级疾病预防控制中心(血防站)成立相应的监测工作组负责实施。

加强血防监测技术指导督导。四川省血吸虫病监测技术指导组抽调各级专家组成监测督导小组,赴省内各地开展监测指导督导工作。20 世纪 90 年代至 2015 年期间,根据各地技术水平和监测中的问题,开展形式多样的指导督导工作,一是参与监测点现场工作,带动提高;二是质量复核,检查工作质量;三是交叉检查,交流经验等。特别是近年省监测技术组开展专题技术督导,建立一套评分体系,包括组织管理、工作完成情况、监测能力考核、监测资料管理与应用体系,极大推进全省血吸虫病监测工作。

六、血吸虫病监测内容发展

(一)监测内容拓展

血吸虫病监测工作由原来的监测点监测,发展到现在的全面监测,有血吸虫病大疫情网络、血吸虫病专报网络、血吸虫病监测点网络;监测方法从原来的粪便检查发展到血清学监测筛查、血清抗体滴度监测,从钉螺直接压检发展到钉螺核酸检测(LAMP 技术);从常规监测病情、钉螺常规监测外,又发展了血吸虫病风险监测、重点水域哨鼠监测、湿地血吸虫病危险因素监测、疫情扩散回升监测等,极大丰富了血吸虫病监测的内涵。

1. 血吸虫病风险监测　进入 21 世纪以来,全国血吸虫病疫情大幅下降,国家在全国重点疫区开展血吸虫病风险监测工作,发现血吸虫病流行的风险因素(关键环节),加强重点风险环节的防治将取得事半功倍的效果,当前血吸虫病风险监测工作主要包括易感环境的钉螺调查和野粪调查工作,必要时开展传染源调查。2005 年中国疾控中心寄生虫病所在德阳市旌阳区、仁寿县开展血吸虫病风险监测（评估）；2008年国家评估四川省达到血吸虫病传播控制标准前夕，原卫生部组织中国疾控中心、复旦大学、湖北省疾控中心的专家赴西昌市开展血吸虫病传播控制风险监测（评估）；2013年中国疾控中心、江西、安徽、湖北、江苏、湖南等省血防所专家赴我省的广汉市、眉山市东坡区和普格县开展血吸虫病传播阻断风险监测（评估）工作。2015—2016年四川省血吸虫病监测技术指导组综合分析全省疫情状况，在成都市锦江区白鹭湾湿地公园、德阳市旌阳区、中江县、绵阳市涪城区、乐山市夹江县、眉山市彭山区五湖四海湿地、仁寿县、天全县、西昌市、普格县等地开展血吸虫病风险监测工作。通过风险监测工作，发现全省重点地区的流行风险，并调整防治策略措施，加强重点因素的防控管理。

2. 血吸虫病重点水域哨鼠预警监测　哨鼠监测是调查水体血吸虫尾蚴的常规经典方法，通过调查生产、生活环境水中的血吸虫尾蚴，可以测定水体的感染性和确定易感环境，有效地预防（减少）血吸虫感染。2010年以来国家在全国血吸虫病重疫区省开展重点水域哨鼠预警监测工作。2010年在蒲江县、中江县和西昌市开展哨鼠监测工作，以后逐年扩大哨鼠监测范围，2011—2016年在成都市、德阳市、绵阳市、乐山市、眉山市、雅安市和凉山州的10余个县开展哨鼠监测工作。2010年在西昌市川兴镇发现血吸虫阳性哨鼠，并进行了血吸虫病疫情预警，开展疫情现场处置工作；2013年在广汉市新丰镇发现中华血吸虫感染的哨鼠，为今后开展相关研究工作提供了线索。

3. 湿地血吸虫病监测　《国际湿地公约》和《保护生物多样性公约》明确提出了保护生态环境和生态物种，我国已提出建设和谐社会，改善人居环境，提倡生态环境保护，生态湿地建设保护，并制定了湿地保护条例和相关法规。我省很多人工湿地都建设在血吸虫病流行区和毗邻地区。湿地特有的环境正好是血吸虫病传播中间宿主钉螺孳生的适宜条件，国内外很多水利湿地工程项目的建设造成血吸虫病的扩散。

本研究在成都市青白江区、崇州市、广汉市、涪城区、丹棱县和西昌市等地开展现场调查和实验研究工作。通过湿地调查研究证实部分湿地有钉螺分布，不布排除有的原本就有，有的是随水系漂浮输入的可能性存在；诱螺试验中能提高查螺的敏感性；水库上下游钉螺广泛分布，果园逐渐成为主要钉螺孳生环境；少量钉螺输入即可大量迅速增殖；人群血防知识欠缺，接触湿地水体普遍，感染风险存在；随着时间的推移，部分湿地可能出现钉螺。建议湿地建设时彻底消灭钉螺，实施防螺输入措施，开展长期系统监测，让湿地建设与血防和谐发展。

四川省湿地血吸虫病监测总结报告，《山丘地区生态湿地血吸虫病流行因素监测》获得"2015年度全国医学寄生虫学学术研讨会"二等奖，并在"亚太地区暨第四届海峡两岸寄生虫学新知国际研讨会"大会交流报告。

（二）监测体系建设

全省血吸虫病传播阻断后，需建立和完善敏感性更高的血吸虫病监测预警机制，提高疾病防控能力、培养储备人员，定期开展演练，进一步向消除血吸虫病目标迈进，血吸虫病监测体系建设成为我省血吸虫病监测的重要内容。

1. 建立健全全省血吸虫病防控体系　以全省公共卫生体系建设为抓手，以农村卫生工作为重点，建立和完善县级疾控中心（血防站）为指导、乡镇卫生院（社区服务中心）为枢纽、村卫生室为网底的三级血吸虫病防控体系。在每一个乡镇卫生院设立血防专干，管理和指导血吸虫病防治工作开展，建立不明原因发热患者排查制度，对到本院就诊或咨询的发热患者，疑为血吸虫病的，及时进行急性血吸虫病排查，并做好详细的登记。村卫生室建立血防专室，确定一名血防专管员人员负责本村防治技术指导、资料收集和血防知识宣传。

2. 建立完善监测预警机制　在全省血吸虫病疫情降至历史最低，今后血吸虫病防治规划和工作重点应更注重血吸虫病的传播风险。结合全省防控体系，运用空间流行学病技术，积极研发敏感高效的针对传染源和危险环境的监测技术，构建监测网络、确定预警指标，及时分析与发布疫情现状的发展趋势，准确地指导现场防控工作。对可能发生的疫情进行预测和预警，提出有针对性的预防控制措施。

3. 加强全省血吸虫病防治技术水平和能力建设

（1）开展血吸虫病网络实验室建设。为保障监测预警体系的敏感高效，进一步强化技术人才储备，完善我省血吸虫病诊断网络平台建设，在国家级血吸虫病诊断参比中心的指导下，四川省血吸虫病诊断参比实验室将组织逐步开展省级血吸虫病网络实验室建设和评审授牌工作，提高基层血防机构血吸虫病诊断和监测工作能力。

（2）建立全省血吸虫病防治骨干专家组。在省政府重大传染病防治办公室组建的全省重大疾病防治专家库基础上，建立省血吸虫病防治骨干专家组，包括省、市、县各级具有专业技术特长的人员，定期组织开展血防骨干技术培训，骨干专家参加省级重大监测、评估等工作，指导各片区现场防治。

4. 建立血吸虫病综合因素监测和数据综合利用机制　对血吸虫病流行相关的自然与社会环境因素、流行因素、行为变化因素，特别是大型水利工程、生态湿地的建设和重大灾害的发生等加强监测，通过综合因素监测系统分析发现血吸虫病流行的动态和趋势。

对监测数据信息进行科学分析、提炼和总结，实现宏观数据和微观数据、横断面数据和纵向数据的共享，使血吸虫病监测数据发挥更大的作用。

5. 建立血吸虫病监测体系评价指标　建立血吸虫病监测体系评价指标，及时评价监测体系的敏感性、代表性、及时性。将监测体系评价作为一项常规工作，定期开展，进一步改进和完善为血吸虫病监测体系。

6. 定期开展血吸虫病突发疫情应急演练　血吸虫病突发疫情应急演练是锻炼血防专业人员，保持血防能力，有效扑灭血吸虫病疫情的重要手段，也是监测巩固血防成果的重要措施。同时血防应急演练具有警示社会和卫生宣传的社会效应。

四川省各级防治机构要从实际工作出发，定期开展血防突发疫情的综合演练和病情、螺情、输入疫情等专题性演练。四川省疾控中心组织省内跨市（州）演练或协调省际间的联合演练，市（州）疾控中心组织辖区内的应急演练，县（市、区）疾控中心（血防站）组织本地的应急演练，并配合上级开展演练工作。

七、监测工作成就

（一）人才培养

通过监测点工作开展不仅培养锻炼专业人员的技术水平，也锻炼了组织管理和行政协调能力，培养了大批血防专业和行政干部。

1. 专业人才培养　监测点工作培养锻炼专业人员的技术水平，通过多年的监测工作，为我省的培养产生了多位国家和省级血防专家,这些人员作为国家和我省的血防人才,多次受邀参加国家和我省的血防检查、考核等工作。2007年首次参加全国血吸虫病防治技能竞赛,省疾控中心毛勇同志、蒲江县疾控中心郑树明同志分别获得全国二等奖、三等奖;2010年全省血吸虫病防治技术竞赛,全省11市(州)组队参赛,共12名同志获奖,监测点所在县的5名同志获奖,占获奖人员的42%,他们分别是病原学组二等奖孙宏(广汉市疾控中心)、病原学组三等奖王勇(仁寿县疾控中心)、林路英(原蒲江县疾控中心)、免疫学组三等奖管英(安县疾控中心)、董运新(西昌市血防站)。

2.行政干部　监测点工作不仅培养锻炼专业人员的技术水平,更锻炼了组织管理和行政协调能力。2005—2015年期间培养产生了许多行政干部,一些同志走上路行政领导岗位,从普通职工发展成为血防(疾控、地方病)科长,再发展为血防(副)站长或疾控中心(副)主任的大有人在。甚至部分同志进步为卫生局(副)局长,县级其他部门领导等。

(二)血防科研技术水平的提高

通过监测点工作开展,监测县的能力得到提高,更多地承担了科研和防治试点工作,近年来监测县承担国家血防科技攻关项目、国务院血防项目、美国合作血防科研、原卫生部项目、中国疾控中心合作项目、省级血防科研项目等。普格县承担了国务院血防办大山区血吸虫病综合防治联系点项目,开展了为期5年的探索研究工作,创立了高原峡谷地区防治血吸虫病的"普格模式";西昌、东坡、蒲江、旌阳、安县、中江等县参加中美科研,探索血吸虫病疫情复发原因、血吸虫病种群分子生物学研究等;广汉、夹江等县参加中国疾控中心血吸虫病防治前瞻性研究项目;东坡、丹棱县参加中国疾控中心以传染源控制为重点的防治项目;天全、广汉、涪城、丹棱、新都等县参与氯硝柳胺泥敷灭螺研究,科学研究了氯硝柳胺泥敷杀螺剂量和操作规程,建立了氯硝柳胺泥敷灭螺法;西昌、广汉、丹棱、涪城、崇州、青白江等县开展湿地建设对血吸虫病流行的影响研究,发现湿地血吸虫病流行的风险因素,钉螺扩散情况,提出了湿地血吸虫病防治策略和建议;广汉、中江、涪城、东坡、芦山等县开展沼气建设在血吸虫病防治中的综合效益研究,证实沼气液杀灭尾蚴和提高农作物参量;蒲江、广汉、罗江、中江、涪城、夹江、眉山东坡区、丹棱、仁寿、西昌、德昌、普格开展血吸虫病重点水域哨鼠预警监测工作,大批血防人员掌握了哨鼠现场监测和哨鼠解剖的操作技能;仁寿、新津、天全、广汉、丹棱、东坡等县参与《血吸虫病诊断检验方法》和《血吸虫病哨鼠监测与灭螺技术》拍摄;为全省和全国血防界提供了很好的教学指导片;西昌、广汉、涪城、芦山等县开展自主科研申请,申请当地政府资助的科研项目。

(三)发表论文

四川省疾控中心在各类培训班进行论文撰写的培训,在四川省疾控中心监测专家组的指导下,各血吸虫病监测县撰写血吸虫病监测论文,累计发表50余篇。2005年以来各点所在县级疾控中心(血防站)在《中国血吸虫病防治杂志》《寄生虫病与感染性疾病》等发表论文107篇,其中监测点论文37篇;省疾控中心发表监测论文6篇。

四川省疾控中心网络检索2000—2011年四川省血吸虫病流行县级疾病预防控制机构发表论文,9个血吸虫病国家监测县以第一作者发表的血防专业论文104篇,其中血吸虫病监测论文45篇,占43.27%,诊断与治疗24篇,占23.08%,查螺与灭螺15篇,占14.42%,流行病学与综合19篇,占18.27%,健康教育1篇。

通过分析2000—2011年四川省血吸虫病流行县级疾病预防控制机构发表论文情况,证明四川省血吸虫病流行县级疾控机构论文发表数量在全省处于较高水平,血防专业论文在疾控论文中占有很大的比例,监测又在血防中占重要的地位。建议四川省血吸虫病流行县级疾控机构以血吸虫病监测为抓手促进血防技术水平,再以血防工作为火车头,来带动全面疾控工作的蓬勃发展。

(四)监测能力提高

我省率先在血吸虫病监测点所在县开展血吸虫病诊断实验室建设,2010 年 1 月四川省级血吸虫病诊断参比实验室通过卫生部专家组评审,2010 年 4 月获得中国疾控中心的授牌;2012 年 9 月广汉市和仁寿县血吸虫病诊断网络实验室通过卫生部专家评审并授牌;两县血吸虫病实验室建立了规范的血清学检测实验室、病原学检测实验室,可以规范地开展血吸虫病相关的血清学实验和血吸虫病病源学诊断实验。省级参比实验室和两个县级网络实验室多次接受国家盲法样品考核,均获得较好的成绩。另外 9 个国家监测点实验室也多次接受国家的检测能力考核,结果也令人满意。2015 年省血防监测技术指导组抽查全省 10 个监测县,并考核孵化水平和 Kato-Katz 片虫卵鉴别水平,9 个县孵化结果定性正确,10 个县 Kato-Katz 片定性正确,但部分县定量偏差较大。

八、血吸虫病监测工作中的问题

1. 依靠治标达标,疫情反弹风险。四川省一些血吸虫病流行区大量依靠治标措施实现传播阻断达标工作,即靠大量的药物控制钉螺,扩大化疗控制人畜病情;各地实施了相当数量的综合治理项目,但综合项目的绝对数量和覆盖钉螺环境的比例不高。所以四川省血吸虫病传播流行的自然和社会因素依然存在,存在血吸虫病疫情死灰复燃的风险。广东省于 20 世纪 80 年代实现了血吸虫病传播阻断,90 年代发生了急性血吸虫病病例,并发现多例慢性血吸虫病患者;80～90 年代成都平原北部的成都、德阳、绵阳片区的 14 县达到基本消灭血吸虫病标准(相当于当前的传播控制标准),90 年代中期开始,已达标的德阳市旌阳区、广汉市、罗江县、中江县、绵阳市涪城区、安县、高新区又发生急性血吸虫病,1994 年广汉市双泉乡发生 50 余例急性血吸虫病病例,2005 年罗江县发生血吸虫病突发疫情;大凉山的喜德县于 1995 年达到血吸虫病传播阻断标准,2003 年发生 1 例急性血吸虫病病例,2005 年暴发血吸虫病突发事件,发生 10 多例急性血吸虫病患者,启动血吸虫病突发疫情应急预案,惊动了国家高层。

2. 部分综合治理环境钉螺回升,卫生设施的效果和使用堪忧。通过相关的监测发现,综合治理环境并非一劳永逸、高枕无忧。通过监测发现部分环境未得到彻底改变,残存的钉螺孳生环境仍存在,局部环境钉螺密度较高,钉螺回升的潜在危险因素仍存。在部分地方家畜敞放普遍,粪便随处可见,粪便污染严重。一些地方的果园(园林)内钉螺严重回升;硬化沟渠缺乏后期管理,杂草丛生,钉螺密度高;城市湿地公园建设、园林绿化等使从疫区引入花卉、苗木,存在钉螺输入的风险,而且干部群众和专业人员对这些问题认识不足。农村地区广泛改水改厕,减少疫水接触,管理好粪便。当地群众血防知识及自我防护意识差,一些群众仍然在沟渠中用水洗涤,沼气卫生厕所因农村常住人口少,粪便量少,不能有效发酵产气,影响灭卵效果;凉山部分边缘山区厕所使用率更低。一些山丘地区在以机代牛、家畜圈养措施实施困难。

3. 监测手段落后,技术力量薄弱。血防钉螺调查技术还停留在防治初期水平,主要靠眼看手抓钉螺,没有核心技术的提高。灭螺药物主要氯硝柳胺,环境污染大,对水生动物毒性大,我省缺乏其他灭螺药物和灭螺方法的应用。目前的免疫方法敏感性低,血吸虫病传播阻断后,缺乏合适的检验诊断试剂,病原学方法漏检高,血防设备简陋,缺乏标准规范的实验器材和实验条件。新标准中要求无阳性钉螺,缺乏对易感高危环境判别的研究工作。

目前四川省血防工作重心转入监测巩固,向消除血吸虫病目标前进,监测技术及手段存在一定的局限性;如何进一步完善监测体系及选择预警指标是今后面临的技术问题。

4. 人群和家畜流动性大,传染源管理困难。通过综合监测发现,四川劳务输出人口众多,易错过常规查治病和健康教育,成为当地血防工作的"盲区",同时也可能因为在其他疫区感染而成为输入传染源;地震、洪涝灾害等救灾及灾后建设过程中外来人员的大量涌入也增加了感染血吸虫病和传染源输入的风险。山区家畜种类复杂,数量大,交易频繁,缺乏有效的监管,目前对流动人口和家畜的监测和管理还未形成良好的监管机制。

5. 省、市(州)疾控中心职责履行不够。市级疾控中心应承上启下,承担指导督导县级监测工作,核实县级监测数据,及时审核上报数据等工作。省监测技术指导组指导不力,下现场频次教少。

6. 各地对监测方案的学习理解不细致。比如监测范围,流动人口全县监测;阻断县的耕牛全县监测;无螺的阻断县,没有本地人群监测要求,且应每年更换监测村等。

7. 监测的科学性受阻断达标影响。按照国务院和四川省政府的规划,我省 2015 年达到血吸虫病传播阻断标准,各地强有力推进达标工作,为了使监测数据资料和达标资料保持一致,各地的监测数据的科学性受到挑战。

九、血防监测展望

今年是"十三五"开局之年,中共中央和国务院提出了"两个一百年"的奋斗目标,四川省血吸虫病防治工作也要紧跟国家宏观发展规划,全省的血防工作是机遇与挑战并存,我省结合当前的社会经济形势,进行科学的探索,提出我省血吸虫病防治的新思路,创新防治模式。血吸虫病监测工作在全省消除血吸虫病阶段赋予了更多的内涵,要建立完善科学监测预警体系,及时发现消灭血吸虫病疫情。

(一)今后工作建议

1. 要紧紧围绕国家"十三五"规划推进血防规划实施,使血防工作与社会经济发展相互促进。我国的"十三五规划建议"中与血防相关,特别是与"三农"密切联系,提出农业废弃物(农膜、秸秆、畜禽粪便)资源化利用,促进免耕播种、深松整地、科学除草等技术广泛应用,构建适应化肥、农药使用量零增长的技术体系,全面建立农药化肥等投入品使用档案,探索农药可追溯体系。这些措施中哪些是防治血吸虫病有利的因素,哪些是防治血吸虫病不利的因素。动物粪便管理、山水林田湖生态保护、湿地生态建设、能否找到绿色生态的灭螺方法都值得大家认真思考。

2. 加强科学防治,实施精准血防。近年国际上提出精准的概念,它(precision medicine)是以个体化医疗为基础,通过医学前沿技术,对疾病进行精确分类,实现个性化精准治疗。在精准医学的基础上可以发展"精准血防"。回过头去看以前的防治策略和措施,略显粗放。

对象的精准化：血防的精准诊断不仅局限于对病人的诊断，而是对整体血防的科学准确的判断，可以细化到村、组、户病情和螺情，群众干部对血防的认知，各级血防机制、投入、防治能力等。血防的精准治疗也不仅对病人的治疗，而是对整体血防的精准、个体化的处方。措施的精准化：各地以前也提出了"一点一策"的方案，在此基础上还要细化和具体化，一点是以村为点、还是以组、以环境为点，监测预警灭螺、化疗的依据、范围都应该精准化。战术的精准化：在消除阶段加强区域规划，重点资助，逐个歼灭，整片推进。统筹兼顾，突出重点原则，以县为单位，整体推进，达到治理一片，成功一片，巩固一片，巩固血防达标成果。

3. 突出科技引领，加快成果转化形成倍增效应。转化医学（translational medicine）是将基础医学研究和临床治疗连接起来的一种新的思维方式，把基础研究获得的知识成果快速转化为临床和公共卫生方面的防治新方法。转化医学应用到血防中，纵观血防历史我国的血防工作一直注重科学防治，我们将各时期的科学成果大量应用到血防实际中。同时也应该看更多的研究成果被忽视，一些成果发表论文和评奖后，很快就销声匿迹。当前我国许多血防应用技术还停留在较原始的水平（和临床医学比较），其实我们新的查螺技术、灭螺药物、诊断等血防技术等都有长足的发展，各类报道也不少，但还缺乏广泛的推广应用。转化医学强调研究成果转化为医学实践中的具体措施，针对血防工作，应该加强各类研究成果的推广应用，研究单位应与相关的企业应合作（协作），将研究的理论、新药、新方法等成果演绎成可用的手段方法，同时血防工作中还应该从实际工作中发现问题，提出解决方案，促进转化医学的发展，转化适宜技术成果，现场大力推广适宜防治技术。

4. 血吸虫病应急演练工作。为了锻炼血防队伍，保持血防能力，能有效扑灭血吸虫病疫情。全省各级防治机构要从实际工作出发，开展血防突发疫情的综合演练和病情、螺情、输入疫情等专题性演练。

5. 坚持血吸虫病综合治理。进一步结合新农村建设、农业产业结构调整和增加农民收入等工程建设项目，并在实施农、林、水项目同时，做好项目的血防效益评估。按照消除传染源为主的综合防治血吸虫病策略措施，在丘陵和山区实施以机代牛、家畜圈养、沼气建设、改水改厕、人畜同步化疗控制传染源，开展健康教育，结合农林水等部门项目改造钉螺孳生环境，易感环境药物灭螺（环山堰处理）等的防治措施。在平坝轻疫区做好输入传染源监测，推广沼气，改水改厕，改善居住环境，结合农林水等部门项目彻底改造钉螺孳生环境。

6. 加强技术培训和指导督导工作。省级加强监测技术培训，指导各点的查螺、查病、资料管理、数据分析、报告论文撰写等工作。市级加强监测督导指导，及时核实县级监测数据，按时审核上报数据等工作。加强监测方案的学习，全面领会监测工作内容，科学安排各项监测工作。加强技术指导，督促各项技术措施的落实，确保工作质量和效率。

7. 充实技术力量，加强血吸虫病监测能力建设。保持一支与防治工作向适应的血防队伍，加强各级血防专业机构人员的技术培训，提高专业队伍的防控技术水平，以更科学有效的技术手段开展血防工作，继续探索适合山丘地区并可持续开展的药物灭螺方法和适合消除阶段的血清免疫学诊断方法。开展基层血防实验室建设，培养各级血吸虫病检测技术人员，配备相应的检测检验仪器设备，建立血吸虫病诊断网络实验室。各地能开展血吸虫病孵化实验，能鉴别血吸虫病毛蚴，规范开展血吸虫病免疫学检测，有条件的地方建立血吸虫病分子生物学实验室。

健全全省血防网络，实现资源共享。建立全省血吸虫病防治网络，不仅是血防信息、数据，还应将血防实验体系建设、监测体系建设、人才队伍能力、适宜技术推广等全面纳入到全省血防网络中，真正做到全省血防资源共享。

（二）展望

中共中央《关于制定国民经济和社会发展第十三个五年规划的建议》中，明确提出 2020 年我国全面建成小康社会，这是我们党确定的"两个一百年"奋斗目标的第一个百年奋斗目标，"十三五"时期是全面建成小康社会决胜阶段。李克强总理为全国血防工作会议批示指出，血吸虫病防治关系群众生命安全和全面实现小康社会目标，将血吸虫病歼灭战作为保障和改善民生的重大工程，将"瘟神"危害群众扫进历史，还一方水土清净、百姓安宁。《全国血吸虫病防治"十三五"规划》提出向消除血吸虫病前进，要求四川省于 2020 年实现消除血吸虫病的目标。

血防事业机遇与挑战并存，在我国经济高速发展、社会日新月异形势下，坚持党和国家的血防政策方针，贯彻《传染病防治法》《血吸虫病防治条例》和落实《全国血吸虫病防治"十三五"规划》，经过 5 年的不懈努力，一定能抓住机遇、攻坚克难、改革创新，实现全省消除血吸虫病的宏伟目标，天府大地将呈现出"红雨随心翻作浪，青山着意化为桥"的美丽景象，巴蜀儿女沉浸在"春风杨柳万千条，六亿神州尽舜尧"的幸福喜悦之中。

（三）致谢

感谢省卫生计生委、省疾控中心、11 市（州）生计生委、疾控中心长期对全省血吸虫病监测工作的支持和关心。

特别感谢蒲江、邛崃、旌阳、广汉、中江、涪城、安县、夹江、东坡、仁寿丹棱、芦山、西昌、普格等 63 个县（市、区）卫生计生局、疾控中心（血防站）现场监测工作付出的艰辛。

感谢复旦大学（原上海医科大学）公共卫生学院姜庆五院长、赵根明主任、周艺彪教授，中国疾病控制中心传防处李华忠主任，寄生虫病所郭家钢、吕山、许静、朱蓉、党辉、鲍子平、祝红庆、曹淳力、秦志强、冯婷等教授的指导。

2016 年 10 月

第二部分

1990—1998 年四川省血吸虫病观测点疫情

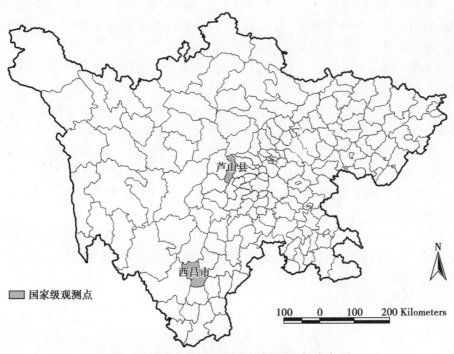

国家级观测点

100　0　100　200 Kilometers

1990—1998年四川省血吸虫病观测点分布图

1990—1998 年四川省血吸虫病观测点疫情报告

四川省血吸虫病监测技术指导组

按原卫生部《全国血吸虫病流行病学观测点技术方案》要求，1990 年起在全国血吸虫病重疫区设立血吸虫病流行病学观测点，开展纵向连续观测（监测）工作。四川省血防办和省寄生虫防治研究所经过全面调查分析，决定在四川省芦山县和西昌市设立血吸虫病流行病学观测点，两个血吸虫病观测点按照全国技术方案开展了连续 9 年的观测工作，现将结果报告如下。

一、观测内容和方法

1. 观测点设立　四川省血防办和四川省寄生虫病防治研究所根据四川省血吸虫病流行区类型、人群感染情况及疫区分层的原则，选择大山区的芦山县和西昌市为观测点，并上报上海医科大学（现复旦大学）公共卫生学院备案，原则上 5 年内不变动。

2. 人群感染率与感染度调查　每年秋季对 3～65 岁人群收集全粪量，采用尼龙袋集卵孵化法一送三检，孵化阳性者再 Kato-Katz 法计数虫卵。

3. 家畜感染率及感染度　与人同步进行，采用尼龙袋孵化一送三检普查牛和马，抽查部分猪和犬。孵化阳性者用 5 克集卵透明法计数虫卵。

4. 钉螺调查　每年春秋两季分别对观测区内各类环境以 5～10m 设框普查，捕获框内全部钉螺用压碎法镜检血吸虫尾蚴。详细记录调查环境和有螺点距居民点的最近距离。

5. 野粪调查　在春秋两季查螺的同时采集野粪，分别详细记录粪的种类、新鲜程度、重量、采集环境距有螺点和居民点的距离，用尼龙袋集卵孵化法进行检查。

6. 居民体检和病史调查　隔年一次，对 3～65 岁人群用 A 型超声波检查肝脾，询问血吸虫病史及有关症状。

7. 防治措施　选择性化疗与易感地带灭螺。①治疗病人和病畜，对全组人群及耕牛进行普治，或扩大化疗；②每年春秋两季用氯硝柳胺对易感地带和阳性螺点进行局部灭螺。

二、观测结果

1. 观测点概况　芦山观测点位于县城西面的思延乡，为山间小坝，东西宽约 1km，南北长约 3km，北高南低，海拔 500～600m，胜利大堰贯通全境，年平均气温 15.1℃，降雨量

1352.6mm,日照 943 小时。点内有 8 个村民小组,设点是有 366 户,1592 人,耕牛 185 头,犬 123 只,猪 1533 头。耕地面积 1792 亩,其中水田 915 亩,旱地 877 亩,以种植水稻和玉米为主,人均收入 370 元。

西昌观测点位于西昌市东南的大兴乡,属高山台地,平均海拔 1660m,年平均气温 17℃,年降雨量约为 1013m。总面积约 4km²,沟渠纵横交错,均采用自留灌溉。全年分为旱季和雨季,夏无酷暑冬无严寒,四季温和。以种植水稻、小麦及经济作物烤烟和大蒜为主。汉彝杂居,大牲畜主要是水牛和马,无固定牧区,人畜流动频繁。

2. 人群感染情况 1990—1998 年芦山点人群感染率从 0.84% 上升到 5.91%,最高达到了 9.86%;西昌点从 17.73% 下降到 7.60%。两个观测点各年度感染情况也有变化反复(表1)。

表1 1990—1998 年四川省血吸虫病观测点人群感染情况

年份	芦山		西昌	
	检查人数	感染率(%)	检查人数	感染率(%)
1990	1312	0.84	2538	17.73
1991	1252	1.44	2446	10.51
1992	1121	2.25	2005	7.68
1993	1251	0.48	2394	4.80
1994	1477	1.76	2411	11.68
1995	878	0.80	2313	5.97
1996	852	9.86	1391	12.22
1997	983	9.77	1399	12.51
1998	930	5.91	1407	7.60

3. 家畜病情变化 感染血吸虫病的家畜有马、牛、犬、猪,其中以牛感染率最高,犬、马、猪也有感染,自 1993 年猪改圈养后未查见阳性。芦山耕牛感染率高于人群,西昌的人畜感染率下降较为一致(表2)。

表2 1990—1998 年四川省血吸虫病观测点家畜感染率(%)情况

年份	芦山			西昌			
	牛	猪	犬	牛	马	猪	犬
1990	14.59	0	1.92	16.71	6.67	4.47	15.53
1991	23.26	0	3.92	13.51	0.73	2.27	6.03
1992	15.12	0	0	2.37	0.86	0.78	0
1993	13.48	0	0	2.50	0	0.61	2.44
1994	22.02	0	0	1.33	0	0	3.12
1995	24.24	0	0	2.34	0	0	0
1996	10.11	0	0	6.20	1.41	0	6.25
1997	12.86	0	0	8.93	1.37	0	0
1998	13.30	0	0	6.58	0	0	0

4. 野粪调查　野粪数量从多至少依次为牛、马、犬、猪、人,芦山点阳性野粪全部为牛粪,西昌点阳性野粪有牛、马、猪、犬粪,牛粪阳性率最高。

5. 螺情变化　有螺面积、活螺密度、钉螺感染率等指标下降不明显,并有反复。经过春季灭螺后,有螺面积和钉螺密度有所下降,但钉螺感染率和感染螺密度则升高(表3)。

表3　1990—1998 年四川省血吸虫病观测点钉螺感染情况

年份	季节	芦山			西昌		
		有螺面积	活螺密度 (只/0.11m²)	感染率 (%)	有螺面积	活螺密度 (只/0.11m²)	感染率(%)
1990	春季		0.76	0.06	83 360	0.75	0.06
	秋季		0.76	0.04	63 838	0.42	0.10
1991	春季		0.58	0.02	56 830	0.51	0.09
	秋季		1.16	0.06	45 410	0.37	0.16
1992	春季		0.59	0.03	62 655	0.32	0.12
	秋季		0.83	0.06	50 865	0.42	0.14
1993	春季		0.58	0.02	57 189	0.56	0.04
	秋季		0.80	0.01	48 781	0.39	0.05
1994	春季		0.57	0.01	54 269	0.35	0.07
	秋季		1.11	0.02	49 023	0.35	0.17
1995	春季		0.54	0.03	55 440	0.43	0.08
	秋季		0.62	0.10	45 110	0.46	0.10
1996	春季		0.50	0.01	52 480	0.53	0.04
	秋季		0.56	0.01	50 640	0.66	0.11
1997	春季		0.71	0.01	52 016	0.61	0.17
	秋季		0.43	0.13	44 760	0.33	0.12
1998	春季		0.38	0	50 930	0.45	0.08
	秋季		0.62	0.03	45 190	0.40	0.21

1990—1998 年芦山点共查出阳性螺 83 只,其中沟渠 26 只、田 36 只、地 15 只、自留地 6 只,分别占阳性螺总数的 31.32%、43.37%、18.02%、7.23%(图2)。西昌点共查获阳性钉螺 237 只,其中沟渠 72 只、旱地 55 只、自留地 51 只、稻田 36 只、荒坡 11 只、水塘园林 9 只,其他环境 3 只。钉螺感染率一次为:荒坡 0.15%、沟渠 0.11%、自留地 0.10%、旱地 0.09%、稻田 0.09%、林园和水塘 0.02%。

三、讨论

9 年监测结果显示,采用人畜化疗和易感地带灭螺的防治策略,对控制血吸虫病疫情有一定效果,但当疫情降到一定阈值后,其防治效果不明显,且疫情易反弹,特别是在化疗覆盖率降低后翌年感染率明显上升。

螺情变化显示易感地带及阳性螺点灭螺措施对钉螺感染率及感染螺密度作用十分有限。各类环境均可查到阳性牛粪,污染严重,导致钉螺感染率变化不大。综上所述,采用人畜化疗和易感地带灭螺的防治策略很难控制血吸虫病疫情,只能暂时缓解疫情,要想获得更好的防治效果,应进一步探索更适宜的防治措施。

1990—1998年四川省芦山县血吸虫病观测点疫情报告

芦山县疾病预防控制中心

芦山县位于四川盆地西缘，属大山区血吸虫病流行区，是全省血吸虫病重流行区之一。思延乡周村位于县城西面，是芦山县血吸虫病重流行区，为山间小坝，东西宽约1km，南北长约3km，北高南低，海拔500～600m，胜利大堰贯通全境，年平均气温15.1℃，降雨量1352.6mm，日照943小时。点内有8个村民小组，设点是有366户，1592人，耕牛185头，犬123只，猪1533头。耕地面积1792亩，其中水田915亩，旱地877亩，以种植水稻和玉米为主，人均收入370元。

一、材料与方法

1. 人群感染率　每年9～10月份采用尼龙绢集卵孵化法对监测点内3～65岁人群进行一送三检全粪普查，阳性者进行Kato-Katz法虫卵计数检查。

2. 家畜感染率　采用直孵法进行一送三检检查。

3. 螺情调查　每年4月和9月采用机械抽样法每5m或10m设框普查，捕获的钉螺采用压碎法镜检尾蚴。

4. 野粪调查　每年4月和9月收集观测点内不同环境的各种野粪，采用孵化法进行检查。

5. 人群体检　每两年对监测点人群进行肝、脾A型超声波检查，询问血吸虫病病史和相关症状。

6. 防治措施

（1）对粪检阳性人群采用吡喹酮40mg/kg顿服治疗。

（2）6～7月对粪检阳性牛采用吡喹酮粉剂灌服治疗。

（3）每年春季采用五氯酚钠对居民邻近点有螺环境和感染螺点进行灭螺。

二、结果

1. 人群病情

（1）感染率：1990—1998年人群受检率以1995年最低（52.48%）、1998年最高（98.10%），人群感染率呈上升趋势，1990—1995年<3%，1996—1998年在5%～10%之间，1996年人群感染率最高（9.86%），感染度2.00，1993年最低（0.48%）（表1）。

表1 1990—1998 年芦山县周村观测点人群感染情况

年份	总人口	检查数	受检率（%）	感染率（%）	患者感染度	人群感染度	化疗覆盖率（%）
1990	1592	1312	90.79	0.84	—	—	0.60
1991	1559	1252	80.31	1.44	—	—	0.60
1992	1636	1121	68.52	2.25	—	—	1.10
1993	1639	1251	76.33	0.48	—	—	0.31
1994	1796	1477	82.24	1.76	—	—	1.45
1995	1673	878	52.48	0.80	—	—	0.41
1996	1641	852	92.90	9.86	5.02	2.00	4.88
1997	1607	983	94.52	9.77	0.75	0.62	3.92
1998	1607	930	98.10	5.91	1.64	0.57	2.24

（2）低年龄组人群感染情况：15 岁以下儿童和青少年 1990—1998 年感染率分别为 1.36%（4/295），2.30%（6/260）、1.78%（4/225）、0.39%（1/125）、1.09%（3/273）、0.00%（0/165）、9.31%（15/161）、3.10%（5/161）、2.70%（4/148）。

（3）急性血吸虫病病例：1990 年以来的 9 年中未发现急性血吸虫病病例。

（4）不同职业人群感染情况：感染率以农民最高（4.14%），其次为学生（3.54%）、学前儿童（1.19%）。

其余职业未检出阳性（表 2，图 1）。

表2 1990—1998 年芦山县周村观测点不同职业人群感染率

职业	1990 年		1992 年		1994 年		1996 年		1998 年		合计	
	患者数	感染率（%）	患者数	感染率（%）	患者数	感染率（%）	患者数	感染率（%）	患者数	感染率（%）	患者数	感染率（%）
农民	7	0.71	11	2.15	13	2.07	55	15.90	30	9.23	116	4.14
工商	0	0	0	0	0	0	0	0	0		0	0
干部	0	0	0	0	0	0	0	0			0	0
学生	4	1.56	3	2.04	2	1.27	13	15.48	3	4.84	25	3.54
学前	0	0	0	0	0	0	2	8.70	0		2	1.19
其他	0	0	0	0	0	0	0	0			0	0
合计	11	0.84	14	2.03	15	1.87	70	15.42	33	8.13	143	3.89

2. 人群肝脾大情况粪检阳性或阴性人群肝脾大比例无明显差异。

3. 家畜血吸虫病感染情况 1990—1998 年耕牛感染率>10.00%，猪未检查阳性，犬在 1992—1998 年未查出阳性（表 3）。

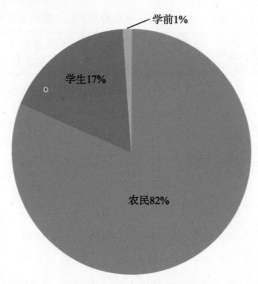

图 1　1990—1998 年芦山县周村监测点累计不同职业人群血吸虫病感染构成比

表 3　1990—1998 年芦山县周村监测点家畜感染情况

年份	耕牛		猪		犬	
	检查数（头）	感染率（%）	检查数（头）	感染率（%）	检查数（头）	感染率（%）
1990	185	14.59	80	0	52	1.92
1991	172	23.26	103	0	51	3.92
1992	172	15.12	106	0	19	0
1993	178	13.48	88	0	77	0
1994	168	22.02	103	0	69	0
1995	165	24.24	64	0	8	0
1996	178	10.11	108	0	46	0
1997	210	12.86	102	0	11	0
1998	203	13.30	50	0	7	0

4. 野粪调查情况　9 年监测共拾得人、牛、猪、犬野粪 3515 份，其中拾得牛粪最多，占 99.26%（3489/3515），拾得环境以路边最多（47.22%）。经实验室监测，阳性全部是牛粪，各类环境拾得牛粪均有阳性，阳性率以路边最高（48.03%）。阳性野粪距离居民住宅区 100m 以内的占 33.33%，100m 占 22.54%，200m 占 16.67%（表 4）。

表 4　1990—1998 年芦山县周村观测点野粪调查情况

		人	牛	猪	犬	合计
春季	检查数	4	1744	3	7	1758
	阳性数	0	46	0	0	46
	阳性率（%）	0	2.63	0	0	2.61
秋季	检查数	1	1745	0	11	1757
	阳性数	0	57	0	0	57
	阳性率（%）	0	3.27	0	0	3.24

5. 螺情调查情况

（1）钉螺密度与感染情况：1990—1998 年每年 4 月和 9 月在点内开展两次钉螺普查，通过易感地灭螺，9 年来钉螺密度和感染率未见明显变化（表5）。

表5　1990—1998 年芦山县周村观测点钉螺调查情况

年份	活螺密度（只 /0.11m²）		感染螺密度（只 /0.11m²）		感染率（%）	
	春季	秋季	春季	秋季	春季	秋季
1990	0.76	0.76	0.0005	0.0003	0.06	0.04
1991	0.58	1.16	0.0001	0.0001	0.02	0.06
1992	0.59	0.83	0.0002	0.0005	0.03	0.06
1993	0.58	0.80	0.0001	0.0001	0.02	0.01
1994	0.57	1.11	0.0001	0.0002	0.01	0.02
1995	0.54	0.62	0.0002	0.0002	0.03	0.03
1996	0.50	0.56	0.0001	0.0001	0.01	0.01
1997	0.71	0.43	0.0001	0.0006	0.01	0.13
1998	0.38	0.62	0.0000	0.0002	0	0.03

（2）感染螺环境分布：9 年中共查出阳性螺 83 只，其中沟渠 26 只、田 36 只、地 15 只、自留地 6 只，分别占阳性螺总数的 31.32%、43.37%、18.02%、7.23%（图2）。

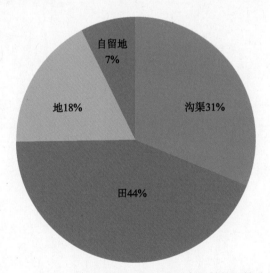

图2　1990—1998 年芦山县周村观测点阳性螺环境分布

（3）感染螺与居民居住点关系：9 年共查出阳性钉螺 83 只，分别分布于居民住宅区附近，距住宅区 100m 以内的占 48.19%，100～200m 之内的占 21.68%。

三、讨论

9 年监测结果显示，采用人畜化疗和易感地带灭螺的防治策略，对控制血吸虫病疫情有一定效果，但当疫情降到一定阈值（1% 左右）后，其防治效果不明显，且疫情易反弹，特别是在化疗覆盖率降低后翌年感染率明显上升。分析原因可能是 9 年中只在易感地带灭螺，而易感地带主要分布在居民居住点周围 200m 范围，对上游环境未采取防治措施，上游钉螺会顺水系向下游飘移，导致 9 年监测发现钉螺密度变化不大，在耕牛高感染率（>10%）和外环境各类环境均可查到以牛粪为主要阳性的情况下，势必会污染环境，这也进一步印证了 9 年监测结果为什么钉螺感染率变化不大的原因。而在疫区接触疫水的人群主要是农民和学生，所以他们感染机会最大（阳性构成比农民 82%、学生 17%）。综上所述，采用人畜化疗和易感地带灭螺的防治策略很难控制血吸虫病疫情，只能占时缓解疫情，要想获得更好的防治效果，应进一步探索更适宜的防治措施。

1990—1998 年四川省西昌市血吸虫病观测点疫情报告

西昌市血吸虫病防治站

　　按原卫生部全国血吸虫病流行病学观测点技术方案要求,我市在各级政府及业务主管部门领导和技术指导下,通过业务人员认真按要求完成大兴连续 9 年(1990—1998 年)观测,现将结果报告如下。

一、观测点概况

　　观测点位于西昌市东南大兴乡,属高山台地,平均海拔 1660m,年平均气温 17℃,年降雨量约为 1013mm。总面积约 4km²,沟渠纵横交错,均采用自留灌溉。全年分为旱季和雨季,夏无酷暑冬无严寒,四季温和。以种植水稻、小麦及经济作物烤烟和大蒜为主。汉彝杂居,大牲畜主要是水牛和马,无固定牧区,人畜流动频繁。

二、观测内容和方法

　　1. 人群感染率与感染度调查　每年秋季对 3～65 岁人群收集全粪量,采用尼龙袋集卵孵化法一送三检,孵化阳性者再用 Kato-Katz 法计数虫卵。

　　2. 家畜感染率及感染度　与人同步进行,采用尼龙袋孵化一送三检普查牛和马,抽查部分猪和犬。孵化阳性者作 5 克集卵透明法计数虫卵。

　　3. 钉螺调查　每年春秋二季分别对观测区内各类环境以 5～10m 设框普查,捕获框内全部钉螺用压碎法镜检血吸虫尾蚴。详细记录调查环境和有螺点距居民点的最近距离。

　　4. 野粪调查　在春秋两季查螺的同时采集野粪,分别详细记录粪的种类、新鲜程度、重量、采集环境距有螺点和居民点的距离,用尼龙袋集卵孵化法进行检查。

　　5. 居民体检和病史调查　隔年一次,对 3～65 岁人群用 A 型超声波检查肝脾,询问血吸虫病史及有关症状。

　　6. 防治措施　选择性化疗与易感地带灭螺。①治疗患者和病畜,当村民组人群感染率为 ≥15% 对全组人群及耕牛进行普治;②每年春季用五氢酚钠或氯硝柳胺对易感地带和阳性螺点进行局部灭螺 1 次,秋季只处理了阳性螺点。

三、观测结果

1. 人群感染情况

（1）人群感染率及感染度：1990—1995 年人群受检率在 68%～84% 之间。为了提高观测质量，1996 年将原观测 12 个村名组缩减为 7 个组，使受检率提高至 92%～95%。观测结果显示居民感染率总的呈下降趋势，但波动较大，当感染率降至 5% 左右，化疗覆盖率在 10% 以下，易发生较大回升（表 1）。

表 1　1990—1998 年西昌观测点人群感情况

年份	应检人数	检查人数	受检率（%）	感染率（%）	人群 EPG	患者 EPG	化疗覆盖面（%）
1990	2752	2538	84	17.73	0.57	0.94	12.59
1991	2798	2446	83	10.51	0.84	2.36	6.93
1992	2941	2005	68	7.68	0.28	1.01	7.16
1993	3026	2394	79	4.80	0.30	1.16	3.70
1994	2993	2411	81	11.68	0.98	2.89	32.46
1995	3026	2313	76	5.97	0.91	1.83	4.82
1996	1508	1391	92	12.22	2.27	3.11	9.45
1997	1495	1399	94	12.51	1.18	1.07	28.09
1998	1473	1407	95	7.60	0.81	1.53	13.78

注：以总人口计算化疗覆盖面

人群感染度为算数均数，病人感染度为几何均数

（2）血吸虫病感染的年龄和性别分布：以 10～50 岁年龄组感染率为高，但无明显的高峰年龄段。女性感染率略高于男性，女性占总病例数的 52.06%，男性为 47.94%。98 年则是男性略高于女性，男 53.27%，女 46.73%。

（3）血吸虫病的职业分布：农民和学生感染率及感染度均高于学前儿童（表 2）。

表 2　1990—1998 年西昌观测点血吸虫病职业分布

职业	1990			1992			1994			1996			1998		
	感染率（%）	人群 EPG	患者 EPG	感染率（%）	人群 EPG	患者 EPG	感染率（%）	人群 EPG	患者 EPG	感染率（%）	人群 EPG	患者 EPG	感染率（%）	人群 EPG	患者 EPG
农民	19.14	0.61	0.94	7.46	0.26	0.90	13.92	1.21	3.12	14.26	2.26	2.98	9.59	1.00	1.82
学生	19.82	0.61	0.90	6.53	0.46	2.28	9.12	0.58	2.62	9.80	0.78	2.77	3.02	0.16	1.28
学前儿童	7.72	0.22	0.90	5.77	0.12	0.37	8.80	0.45	1.57	7.50	1.43	0.77	5.65	0.19	1.08

（4）血吸虫病感染与症状体征的关系：1990 年、1992 年、1994 年、1996 年和 1998 年居民体检结果显示，感染血吸虫病无明显的症状和体征，各项指标与未感染者差异不大（表 3）。9 年观察期间未发现晚期血吸虫病患者和急性血吸虫病患者。

表3　1990—1998 年西昌观测点血吸虫病症状和体征情况

年份	粪检结果	调查人数	症状		肝脏			脾脏	
			二周内腹痉率（%）	二周内大便日三次率（%）	≥3cm（%）	≥6cm（%）	锁骨中线下≥2cm（%）	海氏Ⅰ级	海氏Ⅱ级
1990	粪阴	1841	24.76	6.57	28.02	0.16	0.76	0	0
	粪阳	410	22.68	7.78	30.48	0	1.20	0	0
1992	粪阴	1518	13.10	2.76	26.28	0.39	0.19	0.46	0.19
	粪阳	119	10.08	1.68	30.25	0	0.84	1.68	0
1994	粪阴	1546	4.72	1.68	11.97	0.19	0	0.13	0.13
	粪阳	216	9.26	1.85	12.04	0	0	0	0
1996	粪阴	881	1.59	1.02	1.02	0	0.23	0.1	0
	粪阳	126	2.38	2.38	1.59	0	0.79	0	0
1998	粪阴	908	0.66	0.44	0.11	0	0.55	0	0
	粪阳	75	0	0	2.67	1.33	2.67	0	0

2. 家畜病情变化　感染血吸虫病的家畜有马、牛、犬、猪，其中以牛感染率最高。自1993 年猪改圈养后未查见阳性，家畜感染率下降与人颇为一致（表4）。

表4　1990—1998 年西昌观测点家畜血吸虫感染情况

年份	牛（%）	马（%）	猪（%）	犬（%）
1990	16.71	6.67	4.47	15.53
1991	13.51	0.73	2.27	6.03
1992	2.37	0.86	0.78	0
1993	2.5	0	0.61	2.44
1994	1.33		0	3.12
1995	2.34	0	0	0
1996	6.2	1.41		6.25
1997	8.93	1.37		0
1998	6.58	0		0

3. 野粪调查　野粪数量从多至少依次为牛、马、犬、猪、人，感染血吸虫的有牛、马、猪、犬。其中以牛感染率最高。其次是犬和马，猪粪只在 1992 年发现阳性，人粪未发现阳性（表5）。

表5　1990—1998 年西昌观测点野粪血吸虫孵化阳性情况

年份	季节	牛（%）	马（%）	猪（%）	犬（%）	人（%）	合计（%）
1990	春	1.79	0	0	0	0	0.73
	秋	3.81	0	0	4.00	0	1.25
1991	春	1.44	0	0	0	0	0.70
	秋	1.18	0.47	0	0.47	0	1.37

续表

年份	季节	牛(%)	马(%)	猪(%)	犬(%)	人(%)	合计(%)
1992	春	4.00	0	12.50	0	0	1.53
	秋	0	0	0	0	0	0
1993	春	1.98	1.44	0	0	0	1.56
	秋	0	0	0	14.29	0	0.24
1994	春	0	0	—	—	0	0
	秋	1.42	0.40			0	0.86
1995	春	0.59	0	0	0	0	0.21
	秋	1.84	0.33	0	0	0	0.95
1996	春	3.03	0	—	—	0	1.21
	秋	3.85	0	—	—	0	2.13
1997	春	1.95	0.34	—	—	0	0.90
	秋	2.28	0	—	—	0	0.94
1998	春	2.15	0	—	—	0	0.93
	秋	1.86	0.29	—	—	0	0.90

4. 螺情变化

（1）钉螺密度及感染情况：在阳性环境及易感地带灭螺措施的打击下，有螺面积和活螺密度逐年缓慢下降，但对钉螺感染率和感染螺密度却未见明显影响（表6），值得注意的是经过春季灭螺后，有螺面积和钉螺密度有所下降，但钉螺感染率和感染螺密度则升高。

（2）感染螺环境的分布：1990—1998 年共查获阳性钉螺 237 只，其中沟渠 72 只、旱地 55 只、自留地 51 只、稻田 36 只、荒坡 11 只、水塘园林 9 只，其他环境 3 只。钉螺感染率一次为：荒坡 0.15%、沟渠 0.11%、自留地 0.10%、旱地 0.09%、稻田 0.09%、林园和水塘 0.02%。

（3）感染螺离居民点距离：感染性钉螺主要分布在居名点四周 1000m 范围内，但以 300m 范围内数量最多，占总数的 91.97%，各距离感染率分别为 100m 内 0.076（155/202 179），100m 为 0.10（49/46 764），200m 为 0.07%（12/16 140），300m 为 0.04%（2/5447），400m 为 0.19%（10/5310），500～1000m 为 0.05%（9/17 156）。

表6　1990—1998 年西昌观测点钉螺观测结果

年份	季节	有螺面积（m²）	活螺密度（只/0.11m²）	感染率(%)	感染螺密度（只/0.11m²）	灭螺比例（%）
1990	春	83 360	0.75	0.06	0.0005	64.1
	秋	63 838	0.42	0.10	0.0004	0
1991	春	56 830	0.51	0.09	0.0006	76.74
	秋	45 410	0.37	0.16	0.0004	0
1992	春	62 655	0.32	0.12	0.0006	0
	秋	50 865	0.42	0.14	0.0004	0
1993	春	57 189	0.56	0.04	0.0002	28.35
	秋	48 781	0.39	0.05	0.0002	0

续表

年份	季节	有螺面积（m²）	活螺密度（只 /0.11m²）	感染率(%)	感染螺密度（只 /0.11m²）	灭螺比例（%）
1994	春	54 269	0.35	0.07	0.0002	60.93
	秋	49 023	0.35	0.17	0.0006	0
1995	春	55 440	0.43	0.08	0.0003	77.53
	秋	45 110	0.46	0.10	0.0004	0
1996	春	52 480	0.53	0.04	0.0002	24.70
	秋	50 640	0.66	0.11	0.0007	0
1997	春	52 016	0.61	0.17	0.0010	28.25
	秋	44 760	0.33	0.12	0.0004	0
1998	春	50 930	0.45	0.08	0.0004	20.58
	秋	45 190	0.40	0.21	0.0009	0

四、讨论

9 年观测结果显示，人畜对象化疗和易感地带灭螺降低疫情的作用有一定的局限性，当感染率降至 5% 左右，易发生较大回升。这可能与化疗覆盖面有关，1993 年感染率 4.8%，化疗人数仅占总人数的 3.7%，耕牛化疗面为 32.17%。1994 年感染率迅速回升至 11.6%，该年采用病人家庭成员扩大化疗和耕牛普治，人群和耕牛化疗覆盖面分别为 32.46% 和 81.5%。1995 年感染率很快回落至 5.97%。该年化疗覆盖面仅为 4.82%，1996 年又回升至 12.2%。1997 年化疗覆盖面为 28.09%，1998 年感染率又回落至 7.6%。

螺情变化显示易感地带及阳性螺点灭螺措施对钉螺感染率及感染螺密度几乎没有作用。9 年来钉螺感染率和感染螺密度一直在 0.04%～0.21% 和 0.0002～0.0010 只 /0.11m² 之间波动，提示不加强灭螺力度，防治效果很难巩固。

第三部分

2000—2004 年四川省血吸虫病监测点疫情

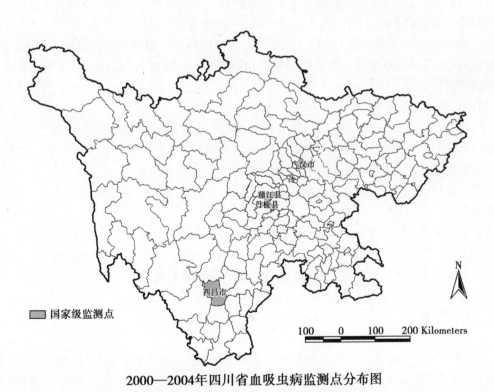

广汉市

蒲江县
丹棱县

西昌市

■ 国家级监测点

100   0   100   200 Kilometers

2000—2004年四川省血吸虫病监测点分布图

2000—2004 年四川省血吸虫病监测点疫情报告

四川省血吸虫病监测技术指导组

为了掌握血吸虫病流行趋势和疫情变化规律,为制订和调整血吸虫病防治策略和评价防治效果提供科学依据。根据《全国血吸虫病监测方案》(2000 年)精神,结合四川省血吸虫病流行的状况,2000 年原卫生部在四川省设立了 4 个血吸虫病疫情监测点,到目前已连续开展了 5 年的监测工作,现将 2000—2004 年四川省血吸虫病监测结果报告如下。

一、内容与方法

1. 监测点设立 原卫生部委托上海医科大学(现复旦大学)公共卫生学院负责技术指导,四川省血防办、四川省寄生虫病防治研究所,根据四川省血吸虫病流行区类型、人群感染情况及疫区分层的原则,选择有代表性的流行村作为监测点。监测点的设立以县为单位,一个县设立监测点不超过 2 个,原则上 5 年内不变动。

2. 螺情调查 每年春季(4~5 月)采用系统抽样和环境抽样方法调查监测点内全部现有钉螺环境(含易感环境和其他有螺环境)、可疑环境。捕获框内全部钉螺,并解剖观察,鉴别死活和感染情况。

3. 人群病情调查

(1) 每年秋季(10~12 月)对监测点 5~65 周岁人群用 Kato-Katz 法(一粪三片)普查,所有涂片由省技术指导组组织集中镜检,以保证质量。

(2) 对监测点内当年发生的急性血吸虫病患者进行个案调查。

(3) 2005 年进行晚期血吸虫病普查,对新发现的和现存的晚期血吸虫病患者进行个案调查。

4. 家畜病情调查 每年用顶管孵化法一送三检,普查监测点内耕牛,与人群查病同步进行。

5. 防治措施 按照监测方案,每年对查出的患者和病牛用吡喹酮 60mg/kg 体重进行对象治疗;对阳性螺点和易感地带用氯硝柳胺 $2g/m^2$ 于查螺后灭螺 1 次。

二、结 果

1. 基本情况 根据我省流行区的地型和疫情状况,确定广汉,蒲江、丹棱、西昌 4 个县(市、区)为血吸虫病监测点,4 个监测点历史上均为血吸虫病重流行区。平坝和丘陵亚型的点地处成都平原及其周边的丘陵区,海拔在 400～550m 之间;高山亚型的点地处川西南的大凉山区,海拔约 1500m。监测点内气候温暖湿润,雨量充沛,年平均气温 17℃左右,降雨量约 1000mm。监测点内钉螺分布环境复杂,特别是丘陵和高山亚型。监测点以牛耕作土地为主,以水稻种植或其他作物混种为主。

2. 螺情结果　2000—2004 年我省 4 个血吸虫病监测点总有螺面积呈逐年下降趋势,活螺密度总体变化不大,时有反复。除丹棱外,其他 3 个点各年度都查到感染性钉螺(表 1)。

各类环境均有钉螺分布,主要分布在沟渠、稻田和旱地等环境。感染性钉螺分布主要分布在沟渠、水田等环境。沟渠是我省的主要感染场所,也是最重要的易感环境。

表 1　2000—2004 年四川省血吸虫病观测点钉螺感染情况

年份	蒲江			广汉			丹棱			西昌		
	有螺面积(m^2)	活螺密度(只/0.11m^2)	感染率(%)	有螺面积(m^2)	活螺密度(只/0.11m^2)	感染率(%)	有螺面积(m^2)	活螺密度(只/0.11m^2)	感染率(%)	有螺面积(m^2)	活螺密度(只/0.11m^2)	感染率(%)
2000		0.88	0.03	25 080	0.55	1.53	13 167	1.47	0	17 500	1.64	0.19
2001		2.77	0.02	14 660	0.41	0.19	61 570	1.31	0	19 490	2.44	0.24
2002		2.75	0.01	15 820	0.45	0.67	69 604	0.87	0	20 300	1.61	0.29
2003		0.73	0.03	16 080	0.47	0.29	54 790	0.63	0	17 400	2.29	0.07
2004		0.5	0.02	16 740	0.52	0.139	42 875	0.63	0	16 050	1.91	0.12

3. 居民感染状况　2000—2004 年各监测点居民血吸虫感染率均呈下降趋势,西昌点从 29.95% 下降答 9.04%,蒲江点从 15.01% 下降到 0.95%,丹棱点从 13.46% 下降到 3.19%,广汉点从 3.87% 下降到 1.09%(表 2)。

表 2　2000—2004 年四川省血吸虫病监测点人群感染情况

年份	蒲江		广汉		丹棱		西昌	
	检查人数	感染率(%)	检查人数	感染率(%)	检查人数	感染率(%)	检查人数	感染率(%)
2000	553	15.01	595	3.87	676	13.46	808	29.95
2001	530	10.00	654	0.92	694	10.23	847	19.01
2002	620	6.61	544	4.04	817	13.22	880	8.07
2003	623	5.46	658	1.67	757	2.38	801	7.87
2004	631	0.95	643	1.09	753	3.19	819	9.04

4. 家畜血吸虫病感染情况　监测点内家畜以水牛和黄牛为主,2000—2004 年各监测点耕牛数量逐年下降,血吸虫感染率也逐年下降趋势,蒲江点从 5.19% 下降到 1.37%,广汉点从 8.33% 下降到 6.90%,丹棱点从 13.48% 下降到 8.82%,西昌点后两年未查到病牛,总体看耕牛感染情况较为严重。

三、讨论

连续 5 年的观察,人群感染率有较大幅度下降,部分点下降后维持一定水平,各点耕牛感染严重,螺情指标变化不大。为了使血吸虫感染率降到更低水平,建议加大防治力度,扩大化疗覆盖面,增加药物灭螺次数,开展形式多样的健康教育;同时结合农田基本建设彻底改造钉螺孳生环境,进一步减轻血吸虫病疫情。

2000—2004年四川省蒲江县血吸虫病监测点疫情报告

蒲江县疾病预防控制中心

为系统掌握山区血吸虫病流行动态，探索流行规律，拟订防制对策和考核防制效果。按照《全国血吸虫病疫情监测技术方案》的要求，在省技术组的指导下，我们于2000—2004年对长秋乡三合村监测点进行了连续5年的监测，现将结果报告如下。

一、基本情况

蒲江县长秋乡三合村地处长丘山中段，海拔高度500～717m，平均气温15.4～16℃，年降雨量1100～1150mm，无自然灌溉水系，主要以塘库提灌为主，主产水稻、油菜、柑橘。全村10个村民小组，2004年全村常住人口936人，人均年收入2400元。全村历史有螺面积923 434m²，1999年人群血吸虫感染率16.04%，是我县血吸虫病重流行疫区。

二、内容与方法

1. 螺情调查　每年于4月下旬至5月上旬对监测点内各类环境按5～10m设框系统抽样调查，捕获框内全部钉螺，活螺进行压片镜检，了解血吸虫感染情况。

2. 病情调查　每年9月下旬，对5～65岁村民采用Kato-Katz法（3张/人）进行粪检，2001年和2003年分别对点内人群进行B超检查一次。耕牛则由畜牧部门采用顶管孵化法一送三检查病，人畜查病同步进行。

三、防治措施

1. 结合当地调整产业结构，实施山区退耕还林、水改旱、沟渠硬化等血吸虫病综合治理，2000—2003年对阳性螺点进行药物喷洒灭螺，2004年对查出的有螺环境全部进行药物喷洒或泥糊灭螺。

2. 治疗患者病畜，2004年5月对点内5～65岁人群采用吡喹酮（40mg/kg）全民化疗，服药率占80%以上。

3. 开展健康教育和微水工程建设，改善人畜饮水条件。

四、结果

1. 居民病情

（1）受检率：监测点内 5～65 岁常住人口为粪检对象，2000—2001 年人群受检率在 70% 以下，2002—2004 年受检率达到 90% 以上（表 1）。

表 1　2001—2004 年四川省蒲江县三合村监测点居民血吸虫受检率

年份	男			女			合计		
	应检人数	实检人数	受检率(%)	应检人数	实检人数	受检率(%)	应检人数	实检人数	受检率(%)
2000	405	284	70.12	387	269	69.51	792	553	69.82
2001	438	272	62.56	405	256	63.21	843	530	62.87
2002	364	334	91.76	305	286	93.77	669	620	92.68
2003	355	320	90.14	324	303	93.52	679	623	91.75
2004	360	320	88.89	335	311	92.84	695	631	90.79
合计	1922	1530	79.60	1756	1425	81.15	3678	2957	80.40

（2）感染率：2000 年居民感染率为 15.01%，以后逐年下降，2001—2004 年分别为 10.00%、6.61%、5.46%、0.95%（表 2）。

（3）不同年龄组人群感染率：受检者中，2000 年 10～59 岁年龄段感染率在 10% 以上，其中 40—49 岁年龄段最高，为 23.42%，2003 年 5～19 岁青少年及儿童无感染。2004 年，9 岁以下、60 岁以上无病例，除 50～59 岁组 2 例病例外，其余各年龄组均仅有 1 例病例（表 3）。

表 2　2000—2004 年四川省蒲江县三合村监测点居民血吸虫感染情况

年份	检查人数	感染人数	感染率(%)	患者感染度（EPG）		人群感染度（EPG）	
				算术均数	几何均数	算术均数	几何均数
2000	553	83	15.01	37.11	22.56	5.57	0.61
2001	530	53	10.00	27.17	16.85	2.72	0.34
2002	620	41	6.61	43.71	26.50	2.89	0.25
2003	623	34	5.46	194.35	88.49	10.61	0.28
2004	631	6	0.95	17.33	12.96	0.16	0.03

表 3　2000—2004 年四川省蒲江县三合村监测点不同年龄人群血吸虫感染情况

年龄组	2000 年			2001 年			2002 年			2003 年			2004 年		
	检查人数	感染人数	感染率(%)	检查人数	感染人数	感染率(%)	检查人数	感染人数	感染率(%)	检查人数	感染人数	感染率(%)	检查人数	感染人数	感染率(%)
5 岁～	40	2	5.00	38	1	2.63	51	1	1.96	56	0	0	49	0	0
10 岁～	48	7	14.58	36	1	2.78	43	1	2.33	40	0	0	36	1	2.78
15 岁～	29	5	17.24	24	3	12.50	42	3	7.14	31	0	0	27	0	0

年龄组	2000 年			2001 年			2002 年			2003 年			2004 年		
	检查人数	感染人数	感染率（%）	检查人数	感染人数	感染率（%）	检查人数	感染人数	感染率（%）	检查人数	感染人数	感染率（%）	检查人数	感染人数	感染率（%）
20 岁～	111	15	13.51	104	9	8.65	102	8	7.84	83	6	7.23	66	1	1.52
30 岁～	121	19	15.70	133	18	13.53	149	8	5.37	158	9	5.70	176	1	0.56
40 岁～	111	26	23.42	96	11	11.46	106	10	9.43	112	12	10.71	109	1	9.20
50 岁～	64	7	10.94	70	6	8.57	94	9	9.57	110	6	5.54	129	2	1.55
60 岁～	29	2	6.09	29	4	13.79	33	1	3.03	33	1	3.03	36	0	0
65 岁～															
合计	553	83	15.01	530	53	10.00	620	41	6.61	623	34	5.46	631	6	0.95

（4）不同性别人群感染率：男、女感染率 2000 年为 15.85%、14.13%，2004 年为 1.25% 和 0.64%。病人感染度男、女无明显差异（表4、表5）。

表4　2000—2004 年四川省蒲江县三合村监测点男性居民血吸虫感染情况

年份	检查人数	感染人数	感染率（%）	患者感染度（EPG）		人群感染度（EPG）	
				算术均数	几何均数	算术均数	几何均数
2000	284	45	15.85	40.18	23.64	6.37	0.67
2001	274	29	10.58	27.86	16.94	2.95	0.36
2002	334	26	7.78	44.00	26.47	3.43	0.30
2003	320	16	5.00	249.00	129.27	12.45	0.28
2004	320	4	1.25	18.00	12.52	0.23	0.03

表5　2000—2004 年四川省蒲江县三合村监测点女性居民血吸虫感染情况

年份	检查人数	感染人数	感染率（%）	患者感染度（EPG）		人群感染度（EPG）	
				算术均数	几何均数	算术均数	几何均数
2000	269	38	14.13	33.47	21.34	4.73	0.55
2001	256	24	9.38	26.33	16.75	2.47	0.31
2002	286	15	5.24	43.20	26.54	2.27	0.19
2003	303	18	5.94	145.78	63.19	8.66	0.28
2004	311	2	0.64	16.00	13.87	0.10	0.02

（5）不同职业人群感染率：2000 年—2004 年受检者中农民感染率明显高于学生和学前儿童（见表6）。

（6）B 超检查：2001 年居民 B 超检查 513 人肝肋下大于 2cm 者 34 例，剑下大于 4cm 者 50 例，脾脏肋下大于 4cm 者 6 例，分别占检查人数的 6.63%、9.75% 和 1.17%；2003 年检查 356 人，肝肋下大于 2cm 者 5 例，剑下大于 4cm 者 30 例，脾脏肋下大于 4cm 者 2 例，分别占检查人数的 1.40%、8.43% 和 0.56%，受检者中，肝脾损害情况今年明显好于 2001 年（表 7、表8）。

表6 2000—2004 年四川省蒲江县三合村监测点不同人群血吸虫感染情况

| 年份 | 职业 | | | | | | | | | 合计 | | |
| | 学前儿童 | | | 学生 | | | 农民 | | | | | |
	检查人数	阳性人数	感染率（%）	检查人数	阳性人数	感染率（%）	检查人数	阳性人数	感染率（%）	检查人数	阳性人数	感染率（%）
2000	19	2	10.53	69	7	10.14	465	74	15.91	553	83	15.01
2001	19	0	0	55	2	3.64	456	51	11.18	530	53	10.00
2002	27	0	0	67	2	2.99	526	39	7.41	620	41	6.61
2003	25	0	0	71	0	0	527	34	6.45	623	34	5.46
2004	12	0	0	73	1	1.37	546	5	0.92	631	6	0.95

表7 2001 年四川省蒲江县三合村监测点居民 B 超检查结果

| 性别 | 检查人数 | 肝肋下（cm） | | | | | 肝剑下（cm） | | | | | 脾脏下（cm） | | | | | |
		0~	1~	2~	3~	>0小计	0~	2~	4~	6~	>0小计	0~	1~	2~	4~	6~	>0小计
男	263	234	9	10	10	29	4	234	23	2	259	260	0	0	1	2	3
女	250	231	5	7	7	19	7	218	25	0	243	247	0		3	0	3
合计	513	465	14	17	17	48	11	452	48	2	502	507	0	0	4	2	6

表8 2003 年四川省蒲江县三合村监测点居民 B 超检查结果

| 性别 | 检查人数 | 肝肋下（cm） | | | | | 肝剑下（cm） | | | | | 脾脏下（cm） | | | | | |
		0~	1~	2~	3~	>0小计	0~	2~	4~	6~	>0小计	0~	1~	2~	4~	6~	>0小计
男	179	174	1	2	2	5	13	144	22	0	166	178	0	1	0	0	1
女	177	177	0	0	0	0	11	158	8	0	166	174	0	1	2	0	3
合计	356	351	1	2	2	5	24	302	30	0	332	352	0	2	2	0	4

2．耕牛病情 2000—2004 年，耕牛血吸虫病感染率分别为 5.19%、8.59%、11.76%、7.20% 和 1.37%（见表9）。

表9 2000—2004 年四川省蒲江县三合村监测点家畜血吸虫感染情况

| 年份 | 黄牛 | | | 水牛 | | | 合计 | | |
	检查头数	阳性头数	阳性率（%）	检查头数	阳性头数	阳性率（%）	检查头数	阳性头数	阳性率（%）
2000	8	0	0	146	8	5.48	154	8	5.19
2001	5	0	0	123	11	8.94	128	11	8.59
2002	8	1	12.5	111	13	11.71	119	14	11.76
2003	10	0	0	115	9	7.83	125	9	7.20
2004	0	0	0	73	1	1.37	73	1	1.37
合计	31	1	3.23	568	42	7.39	599	43	7.18

3. 钉螺调查 4 年监测，共查出感染螺 11 只，其中稻田 7 只，果园 4 只（见表 10）。

表 10　2000—2004 年四川省蒲江县三合村监测点钉螺调查结果

年份	查螺框数	活螺框数	活螺数	感染螺数	活螺框出现率（%）	活螺密度（只/0.11m²）	感染螺密度（只/0.11m²）	钉螺感染率（%）	灭螺面积（m²）
2000	7627	1601	6703	2	20.99	0.88	0.0003	0.0300	143 000
2001	5103	1495	14 130	3	29.30	2.77	0.0006	0.0200	126 400
2002	5411	2578	14 894	2	47.64	2.75	0.0004	0.0100	20 800
2003	8953	3735	11 808	3	23.37	0.73	0.0003	0.0254	85 260
2004	12 832	765	6405	1	5.89	0.50	0.0001	0.0156	87 740

五、分析

1. 连续 5 年的观察结果显示，三合村人群感染率有较大幅度下降，由监测初期（2000 年）15.01% 降至今年的 0.95%；耕牛感染率由 5.19% 降至 1.37%，人畜感染率分别下降了 93.7% 和 75.19%。

2. 对不同年龄组不同性别人群感染率进行比较，青少年感染率明显降低，5～19 岁年龄组，2003 年无病人，2004 年仅 1 例；男女感染率虽然呈逐年下降，但每年男、女之间无明显差异。

3. 螺情调查显示，虽然有螺面积减少，但感染螺仍有发现，并主要分布在稻田，这与农业生产直接施用人畜粪便有关。

4. 监测结果显示，在山丘型血吸虫病流行区，实施下湿田改造、退耕还林、水改旱、沟渠硬化、微水工程建设、易感地带灭螺、查治患者、病畜等血防综合治理，是控制血吸虫病感染，巩固防治成果的一条有效措施。

2000—2004年四川省广汉市血吸虫病监测点疫情报告

广汉市疾病预防控制中心

　　为掌握我市血吸虫病的流行现状，疫情动态和流行趋势的变化，为国家在制定血防规划和防治策略上提供科学依据。我市按照全国血吸虫病疫情监测方案，对我市双泉乡从2000—2004年疫情监测点进行了连续5年的监测，现将结果报告如下。

一、监测点概况

　　广汉市地处成都平原东北边缘，属四川盆地亚热带湿润气候，年均气温16℃，年均降雨量1000mm左右，海拔550m。该监测点位于广汉市双泉乡龙泉村，属浅丘和平原的交界处。全村土地75.47hm²，耕地52.07hm²。其中稻田24.67hm². 主要农作物为水稻、小麦和油菜，浅丘种植少量经济果林。全点共5个村民组，总人口890人，2004年人均收入2980元。

二、监测内容和方法

　　1. 人群监测　每年于9月底采用Kato-Katz法（3片）普查监测点内5～65岁居民，了解居民感染率和感染度。

　　2. 居民体检和病史调查　分别于2001年和2003年对监测点内5～65岁居民用B超检查肝、脾情况，同时询问血吸虫病史及有关症状。

　　3. 家畜监测　用顶管孵化法（一送三检）普查点内全部耕牛，与人群查病同步。

　　4. 钉螺监测　于每年5月采用环境机械抽样，间隔5～10m，设框普查钉螺。捕获框内全部钉螺，用压碎法检查有无血吸虫尾蚴。

　　5. 防治措施　人畜采用对象治疗，用吡喹酮治疗所查出的患者和病牛。对阳性钉螺环境和易感染环境用氯硝柳胺喷洒灭螺，用药量2g/m²。

　　6. 质量控制　各项监测技术严格按《血吸虫病防治手册》和《四川省血吸虫病疫情监测实施方案》进行操作。省监测技术指导组对监测方案、资料采集、调查方法、数据报表工作进行监管和督导。且组织全省各监测点技术人员对Kato-Katz法标本片进行集中镜检。

三、监测结果

1. 人群监测   通过 5 年的监测观察,点内的人群感染率,患者 EPG 几何均数均呈不规则的上下波动(表1)。

表1   2000—2004 年广汉市人群感染率和感染度情况

年份	检查人数	感染人数	感染率(%)	患者 EPG 几何均数	人群 EPG 几何均数
2000	595	23	3.87	17.52	0.12
2001	654	6	0.92	15.03	0.03
2002	544	22	4.04	18.59	0.13
2003	658	11	1.67	53.61	0.07
2004	643	7	1.09	57.15	0.05

血吸虫病感染的年龄和性别分布;经 5 年监测观察,点内 15~60 岁间年龄段感染率为高,但无明显的高峰年龄段,男女感染分别占 43.47% 和 56.52%(30:39),女性稍高于男性(表2)。

表2   广汉市 2000—2004 年不同年龄人群血吸虫病感染率(%)

年份	5 岁~	10 岁~	15 岁~	20 岁~	30 岁~	40 岁~	50 岁~	60 岁~	合计
2000	5.26	1.45	0	2.78	3.89	5.31	5.80	2.86	3.87
2001	0	0	0	0	1.01	0.94	1.37	9.09	0.92
2002	2.86	0	2.27	3.23	5.63	7.06	4.23	0	4.04
2003	0	1.43	3.70	1.39	1.02	0.97	3.26	3.13	1.67
2004	0	0	1.96	2.53	0.55	1.98	0	2.94	1.09

血吸虫病职业分布;点内经 5 年监测观察,感染率最高为农民,占 91.30%,学生 7.25%,学前儿童最低,仅 2000 年发现 1 例感染(表3)。

表3   广汉市 2000—2004 年不同职业血吸虫病感染情况

职业	2000 年		2001 年		2002 年		2003 年		2004 年		合计	
	感染人数	感染率 %	感染人数	感染率 %	感染人数	感染率 %	感染人数	感染率 %	感染人数	感染率 %	感染人数	感染率 %
农民学	19	4.05	6	1.13	21	4.71	10	1.80	7	1.27	63	91.30
生学前	3	2.73	0	0	1	1.14	1	1.03	0	0	5	7.25
儿童	1	6.25	0	0	0	0	0	0	0	0	1	1.45

2. B 超监测   点内 2001 年 B 超查病 657 人,肝纤维化分级 1 级 201 人,2 级 49 人,3 级 1 人,脾脏>0cm 者 6 人。2003 年 B 超查病 672 人,新查出脾脏>0cm 者 1 人(2001 年查出脾脏>0cm 的 6 人中,2 人脾脏继续增大 0.3~3cm,1 人已缩至正常范围。一人外迁,2 人外出未查)。2001 年查出的脾大晚血患者黄代茂已于 2004 年 6 月进行了脾脏切除手术,病人康复较好。

3. 耕牛监测 因点内的耕牛交易频繁,流动量大,5 年的监测结果显示:耕牛的感染率仍然较高(表 4)。

表 4 广汉市 2000—2004 年耕牛监测结果

畜别	2000 年			2001 年			2002 年			2003 年			2004 年		
	检查头数	感染头数	感染率(%)	检查头数	感染头数	感染率(%)	检查头数	感染头数	感染率(%)	检查头数	感染头数	感染率(%)	检查头数	感染头数	感染率(%)
水牛	2	0	0	0	0	0	4	0	0	2	1	50.00	2	0	0
黄牛	22	2	9.09	0	0	0	15	7	46.67	14	1	7.14	27	2	7.41
合计	24	2	8.33	0	0	0	19	7	36.84	16	2	12.50	29	2	6.90

4. 螺情监测 监测点在 5 年内共捕获活螺 21 857 只,阳性钉螺 114 只,全部分布在沟渠中,其他环境未发现阳性钉螺(表 5)。

表 5 广汉市 2000—2004 年钉螺监测情况

年份	调查面积(m²)	有螺面积(m²)	活螺密度(只/0.11m²)	感染螺密度(只/0.11m²)	钉螺感染率(%)	灭螺面积(m²)	灭螺面积占有螺面积(%)
2000	81 610	25 080	0.55	0.0084	1.53	27 330	108.90
2001	98 340	14 660	0.41	0.0008	0.19	14 660	100.00
2002	109 490	15 820	0.45	0.0030	0.67	4500	28.40
2003	110 110	16 080	0.47	0.0014	0.29	1500	9.32
2004	110 310	16 740	0.52	0.0007	0.1392	2430	14.52

四、小结

该监测点属我市的重流行区之一,曾于 1996 年暴发急性血吸虫病 45 例,后经 3 年的人畜普治、灭螺和主要灌溉渠的硬化处理后,1998 年控制了急性血吸虫病的发生。从建点监测的 5 年结果来看,易感地带灭螺对有螺面积和钉螺密度无抑制作用,相反,有螺面积还有逐年增高之势,阳性钉螺每年都有,阳性钉螺密度波动不一。坚持 2~3 年的对象治疗后,人群感染率可有明显下降。感染者的职业以农民为最高,占 91.3%,学生次之,占 7.25%,学前儿童最低,占 1.45%。5 年无急性感染病例发生。查出的 6 例脾脏大患者,经治疗后有一人脾脏已缩至正常大小,一例已作脾脏切除断流术。说明早期治疗对脾脏大患者有明显的作用,巨脾切除对治疗病人、改善其生活质量很有必要。耕牛的感染波动不一,原因在于耕牛的频繁交易和治疗的不同步。所以,要阻断血吸虫病的传播,还必须在大面积改造钉螺孳生环境,加大治疗力度上下功夫,彻底杜绝传染源的存在。

2000—2004 年四川省丹棱县血吸虫病监测点疫情报告

丹棱县疾病预防控制中心

为及时掌握血吸虫病流行现状，为制定血吸虫病防治规划和决策提供科学依据，根据卫生部（卫疾控地寄发〔2000〕第 14 号）文件及川地防办发〔2000〕第 005 号文件的要求，在丹棱县杨场镇徐坝村设立流行病学监测点。本次监测工作从 2000 年起，历时 5 年。目前，所有工作均顺利完成。现将本次监测工作总结如下。

一、基本情况

丹棱县位于四川盆地西南边缘地区，面积 448.94km²。最高海拔 1142m，最低海拔 450m（即监测点）。年均气温 16.6℃，年均地温 18.4℃，平均年降水量为 1232.8mm，年均蒸发量为 1005mm。

徐坝村位于丹棱县东南角，面积 3593 亩，可耕地 2460 亩。属宽谷浅中丘，平坝和小丘各占一半。平坝四周小丘环绕，中间有一小河纵贯，坝内沟渠较多，系居民主要生活区和农业耕作区。监测点总人口维持在 1000 人左右，常年外出打工者占 10% 左右。耕年存栏从 89 头下降到 34 头。农产品以水稻、小麦、蚕桑、养猪为主，年人均收入在 2000 元左右且缓步上升。

徐坝村历史血吸虫病最高感染率达 30%，经 30 多年防治，特别是 1993—1999 年每年一次人牛普治，使感染率维持在 10% 左右。从 2000 年开始进入监测后，每年均于 5 月查螺，并对易感地带开展灭螺；9～10 月进行人畜查病，并对阳性实施治疗。

二、监测内容和方法

1. 人群调查　每年 10 月对监测点 5～65 周岁人群用 Kato-Katz 法（一送三片）普查，所有涂片由省技术指导组组织集中镜检，以保证质量。

2. 耕牛调查　每年用顶管孵化法一送三检，普查监测点内耕牛，与人群查病同步进行。

3. 螺情调查　在每年 5 月，隔 5～10m 设框普查点内所有环境，用压碎法检查框内全部钉螺有无感染。

4. 防治措施　按照监测方案，每年对查出的患者和病牛用吡喹酮 60mg/kg 体重进行对象治疗；对阳性螺点和易感地带用氯硝柳胺 2g/m² 于查螺后灭螺 1 次。

三、结果

1. 人群调查结果

（1）感染率和感染度：点内总人口变动较小，维持在 1000 人左右。受检率逐步提高；前 3 年感染率较高，后 2 年较低，5 年中从 108 人到 18 人感染幅度变化较大。总体上患者感染度均不高，人群感染度也较低，单张 Kato-Katz 片上超过 3 个血吸虫卵的仅有 10 张（表 1）。

表 1　2000—2004 年四川省丹棱县杨场监测点人群血吸虫感染情况

年份	总人口	应检	实检	受检率（%）	感染人数	感染率（%）	患者感染度（EPG）		人群感染度（EPG）		治疗人数
							算术均数	几何均数	算术均数	几何均数	
2000	1103	800	676	84.50	91	13.46	28.57	19.63	3.85	0.51	91
2001	997	920	694	75.43	71	10.23	18.59	15.49	1.90	0.33	71
2002	1040	904	817	90.38	108	13.22	18.89	15.50	2.50	0.45	108
2003	1044	838	757	90.33	18	2.38	18.67	13.90	0.44	0.07	18
2004	1041	912	753	92.39	24	3.19	46.67	39.43	1.49	0.13	24

（2）性别和年龄差异：男女感染率各年均无显著性差异，只是 2003 年女性感染率较男性的要低些（表 2）。男女间感染度无较大差异。阳性患者相对集中在 20～49 岁的劳动力人口上。患者感染度在各年龄组无太大区别。

表 2　2000—2004 年四川省丹棱县杨场监测点不同性别检查结果

年份	检查人数		受检率（%）		感染人数		感染率（%）		人群感染度（几何均数）	
	男	女	男	女	男	女	男	女	男	女
2000	366	340	84.63	84.37	47	44	13.99	13.46	3.98	3.72
2001	364	440	75.83	75.00	38	33	10.44	10.00	0.34	0.33
2002	422	395	89.60	91.22	58	50	13.22	12.66	0.49	0.41
2003	397	378	87.94	92.87	12	6	3.17	1.59	0.09	0.05
2004	387	392	91.49	93.37	12	12	3.10	3.28	0.13	0.12

（3）四川省丹棱县杨场监测点居民分组血吸虫粪检结果：点内 5 个组感染率差异较大。其中，第三村民组一直偏低。

（4）职业感染差异：点内人口仅适分成农民、学生及学前儿童。以这 3 种职业来说，感染率为几乎递减。农民即劳动力人口的感染率高出其他职业许多。但是患者感染度和人群感染度差别不大，年龄主要分布在 20～49 岁间的劳动力人口上。

（5）四川省丹棱县杨场监测点居民 B 超结果：2001 年检查 525 人，其中肝肋下 1～2cm 者 6 人，2～3cm 者 2 人；肝剑下 2cm 以下者仅 49 人，其中男性 25 人，女性 24 人；脾脏肋下者有 3 人。

2003 年检查 472 人，其中肝肋下均未及；肝剑下 0～3cm 的 194 人，3～5cm 的 237 人，大于 5cm 的 41 人；脾肋下也未及；肝纤维化 0 级 360 人，1 级 111 人，2 级 1 人。

2. 家畜情况　点内主要家畜为有牛、猪、狗等。牛全是水牛，用于耕种。其他家畜除极少的狗外，都不放养。

耕牛全是水牛，从 91 头逐渐减少。由于耕牛较少，对应检耕牛的实检率均为 100%。五年阳性率呈倒"V"形曲线（表 3）。

各组中几乎每年都以 1、2、5 三组感染性率为高。

表 3　2000—2004 年四川省丹棱县杨场监测点耕牛查查治病情况

年份	存栏数	应检	实检	阳性	阳性率（%）	治疗	治疗率（%）
2000	89	79	79	12	13.48	12	100
2001	91	77	77	34	18.18	34	100
2002	50	43	43	13	30.23	13	100
2003	38	38	38	4	10.53	4	100
2004	34	34	34	3	8.82	3	100

3. 钉螺情况　对点内进行普查钉螺（表 4），面积最大时 45hm^2，最小时 15hm^2，有螺面积从 7.0hm^2 逐渐降至 4.3hm^2，感染螺数为 0，活螺框 26.37%，活螺密度最高为 1.47 只 /0.11m^2，以后逐年下降至 0.63 只 /0.11m^2，感染螺密度及钉螺感染率均为 0。

钉螺调查分环境统计，包括沟渠、稻田、旱地、屋周、水塘、草坡、林园、其他，其中沟渠和屋周钉螺分布面积最广，密度最大，且没有死螺。

表 4　2000—2004 年四川省丹棱县杨场监测点钉螺调查结果

年份	调查面积（m^2）	有螺面积（m^2）	调查框数	活螺框数	活螺数	感染螺数	活螺数	活螺密度（只 /0.11m^2）	感染螺密度（只 /0.11m^2）	钉螺感染率（%）	灭螺面积（m^2）
2000	147 012	13 167	9017	2890	8515	0	32.05	1.47	0	0	47 850
2001	383 865	61 570	6521	1425	8513	0	21.85	1.31	0	0	27 010
2002	446 870	69 604	8417	2031	7329	0	24.13	0.87	0	0	26 554
2003	296 286	54 790	6176	1223	3869	0	19.80	0.63	0	0	33 950
2004	244 423	42 875	5442	1047	3439	0	19.24	0.63	0	0	12 700

4. 防治情况　对查出的 312 例患者及 66 头病牛按血防手册全部进行了治疗。由于未检出阳性钉螺，所以只能对易感地带进行灭螺，灭螺面积由 4.8hm^2 降至 1.3hm^2。

四、小结

经过 7 年连续人畜化疗、5 年连续监测的人畜对象治疗及易感地带灭螺，人群感染率有所下降，特别是最近两年人群感染率下降较为迅速，由 2000 年的 13.46% 降到 2004 年的 3.19% 左右。人群感染度和患者感染度也逐渐下降。采用综合措施控制血吸虫病已是必要。

农民感染率相对偏高，阳性患者相对集中在 15～50 岁之间，说明劳动人口是控制血吸虫病的主要对象,且这些人接触疫水机会要大于其他人,说明减少接触疫水机会和减小水源被污染的程度对控制血吸虫病有利。

耕牛感染率最高达 30.23%,虽同人群感染率一样有所下降,但仍高于人群感染率,说明病牛也是重要的传染源。

丹棱 10 多年来未检出阳性钉螺,包括"四川省长丘山综合试点"和世行贷款科研项目每年 2 次查螺。从理论上讲,阳性钉螺可能存在,但需进一步观测。

2000—2004年四川省西昌市血吸虫病监测点疫情报告

西昌市血吸虫病防治站

为系统准确掌握四川山区血吸虫病流行趋势和疫情变化规律，科学制定山区血吸虫病防治策略提供依据，按全国血吸虫病疫情监测方案要求，2000—2004年对西昌市血吸虫病监测点进行了5年疫情纵向监测。报告如下。

一、监测点概况

西昌市位于四川省西南，横断山脉中部，川滇交界的大凉山区。监测点设在西昌市川兴镇新隆村，地处邛海湖北面的山间台地，平均海拔1650m，长2km，宽1km。地势北高南低，耕地面积65.33hm²，均为自流灌溉。年平均气温17℃，年降雨量约为1010mm，雨季（5～9月）降雨量占93%以上。农作物以水稻和玉米为主，主要经济作物有大蒜、花卉和蔬菜。监测点总人口约950人，人口流动频繁。

二、监测内容和方法

1. 人群感染率和感染度调查　每年9月对点内5～65岁人群用Kato-Katz法（1送3检）查病。
2. 家畜调查　用尼龙绢集卵孵化法（1送3检）普查点内耕牛和马。
3. 钉螺调查　在春季对监测点内各类环境以5～10m设框普查，捕获框内全部钉螺，用压碎法检查有无血吸虫感染。
4. 居民体检和病史调查　每隔1年对点内5～65岁人群用B超检查肝、脾，询问血吸虫病病史及有关症状。
5. 防治措施　当村民组人群感染率≥15%时，对该组人群和耕牛进行普治；村民组人群感染率＜15%时，采用人畜对象治疗。每年春季查螺后用氯硝柳胺（2g/m²）对阳性螺点和人、畜常到的有螺环境灭螺1次。

三、监测结果

1. 人群感染

（1）人群感染率和感染度：2000—2004年人群感染率分别为29.95%、19.01%、8.07%、

49

7.87%和9.04%；各年病人每克粪便虫卵几何均数分别为34.69、22.69、18.13、18.04、19.97。居民感染率、感染度总的呈下降趋势。

（2）血吸虫感染的年龄分布：各年龄组均有感染，20～50年龄组感染率相对较高（表1）。

表1 2000—2004年四川省西昌市监测点不同年龄人群血吸虫病感染情况

年份	5岁～	10岁～	15岁～	20岁～	30岁～	40岁～	50岁～	60岁～
2000	13.33	23.16	25.86	38.98	34.30	32.26	35.48	30.32
2001	9.57	16.67	13.85	22.40	22.73	20.00	26.88	9.76
2002	2.86	6.80	5.97	9.92	10.19	7.83	8.41	10.87
2003	4.11	4.10	10.46	10.36	6.86	10.62	8.87	11.36
2004	1.56	7.76	10.71	9.68	12.56	7.02	8.00	11.36

（3）血吸虫病患者肝纤维化与粪便检查关系：居民B超结果显示，2001年粪检阴性者肝纤维化≥Ⅰ级者发生率为21.50%（155/721），粪检阳性者中肝纤维化≥Ⅰ级者占30.37%（41/135）。2003年粪检阴性者肝纤维化≥Ⅰ级者发生率为23.81%（160/672），粪检阳性者中肝纤维化≥Ⅰ级者占36.36%（16/44）。粪检阳性者肝纤维化发生率明显高于粪检阴性者。

2. 家畜病情　感染血吸虫病的家畜只有耕牛，2000年为6.67%（1/15），2001年为8.33%（1/12），2002—2004年均无感染。

3. 螺情　5年监测发现，有螺面积波动在16 050～20 300m²之间，钉螺密度波动在1.64～2.44只/0.11m²之间，钉螺感染率波动在0.07%～0.29%之间（表2）。5年共捕获阳性钉螺61只，其中沟渠21只，旱地39只，林园1只，其他环境未发现阳性钉螺。

表2 2000—2004年四川省西昌市监测点钉螺调查结果

年份	调查面积（m²）	有螺面积（m²）	活螺密度（只/0.11m²）	感染螺密度（只/0.11m²）	钉螺感染率（%）	灭螺面积占有螺面积比例（%）
2000	31 000	17 500	1.64	0.0032	0.19	56.80
2001	31 370	19 490	2.44	0.0058	0.24	36.02
2002	32 220	20 300	1.61	0.0046	0.29	32.95
2003	31 830	17 400	2.29	0.0016	0.07	42.29
2004	31 830	16 050	1.91	0.0020	0.12	28.16

四、讨论

西昌市川兴镇新隆村血吸虫病监测点通过2年的普治，人群感染率由2000年的29.95%下降到2001年的19.01%和2002年的8.07%，2003年和2004年则维持在7.87%和9.04%。耕牛感染率也在逐年下降。血吸虫病流行区普治能较快降低感染率，但当感染率降到15%以下，则很难再降，这与以前大兴点监测结果一致。西昌市川兴监测点人群和耕牛感染情况和许发森等调查结果大体吻合，人是当地血吸虫病的主要传染源。监测结果还显示,易感地带灭螺对有螺面积和密度无明显影响。B 超检查结果表明粪检阳性人群肝纤维化发生率高于粪检阴性人群。为了使血吸虫感染率降到更低水平,建议加大防治力度,扩大化疗覆盖面,增加药物灭螺次数,开展形式多样的健康教育,同时结合农田基本建设彻底改造钉螺孳生环境,进一步减轻血吸虫病疫情。

第四部分

2005—2014 年四川省血吸虫病监测点疫情

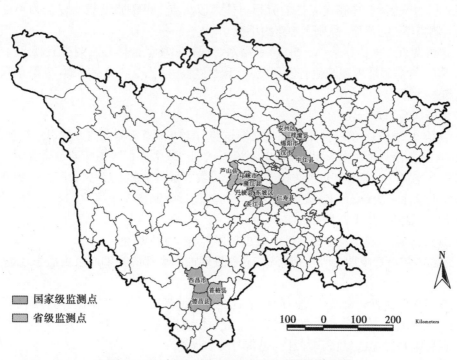

国家级监测点

省级监测点

2005—2014年四川省血吸虫病监测点分布图

2005—2009 年四川省血吸虫病监测点疫情报告

四川省血吸虫病监测技术指导组

为了掌握血吸虫病流行趋势和疫情变化规律,为制订和调整血吸虫病防治策略和评价防治效果提供科学依据。根据《全国血吸虫病监测方案》(卫办疾控发〔2005〕74 号)精神,结合四川省血吸虫病流行的状况,2005 年原卫生部在四川省设立了 9 个国家级血吸虫病固定监测点,到目前已连续开展了 5 年的监测工作,现将 2005—2009 年四川省血吸虫病监测结果分析如下。

一、内容与方法

1. 监测点设立　中国疾病预防控制中心寄生虫病预防控制所与四川省卫生厅、四川省疾病预防控制中心寄生虫病预防控制所,根据四川省血吸虫病流行区类型、人群感染情况及疫区分层的原则,选择有代表性的流行村作为监测点。监测点的设立以县为单位,一个县设立监测点不超过 2 个,原则上 5 年内不变动。

2. 螺情调查　每年春季(4～5 月)采用系统抽样和环境抽样方法调查监测点内全部现有钉螺环境(含易感环境和其他有螺环境)、可疑环境。捕获框内全部钉螺,并解剖观察,鉴别死活和感染情况。

3. 人群病情调查

(1) 每年秋季(11～12 月)采用间接血凝试验(IHA)筛查监测点内 6 岁以上的全部常住居民,IHA 试剂检测患者血吸虫抗体;IHA 诊断试剂由安徽省血吸虫病防治研究所生产,中国疾病预防控制中心寄生虫病预防控制所统一提供。采集全部 IHA 试验阳性者的粪便,用改良加藤氏厚涂片法(Kato-Katz 法)检查,一份粪便标本制作 3 张涂片,24 小时后镜检,发现血吸虫卵为阳性,并计数血吸虫卵。

(2) 对监测点内当年发生的急性血吸虫病患者进行个案调查。

(3) 2005 年进行晚期血吸虫病普查,对新发现的和现存的晚期血吸虫病患者进行个案调查。

4. 家畜病情调查　每个监测点随机抽查在有螺地带敞放牛、羊、猪、马等家畜各 60 头(不足者全部检查),采用尼龙绢集卵孵化法,或顶管孵化法进行检查(一粪一检)。

5. 相关因素调查(自然因素、社会因素与防治措施)

(1) 自然与社会因素:包括雨量、气温、人口流动、居民生产生活方式等;

（2）防治措施实施情况：包括查螺、药物灭螺和环境改造、查病、治病（化疗）、健康教育、个人防护、改水改厕等，农林水牧等部门综合治理情况。

6. 资料整理　监测点所有资料数据录入计算机，用 Excel、Foxpro 和 SPSS 软件统计分析。

二、结果

（一）基本情况

1. 全省概况　四川省地处祖国大西南，长江上游，人口 8420 万，面积 48.5 万 km²。四川省东部为四川盆地，西部为青藏高原东缘，西南部为横断山脉东缘。四川省属山丘型血吸虫病流行区，进一步分为平坝、丘陵、山区三种亚型，血吸虫病流行于我省 11 个市（州）的 63 个县（市、区）。经多年防治，到 2008 年我省已有 28 个县达到血吸虫病传播阻断标准［即连续 2 年以上查不到钉螺，连续 5 年未发现当地感染的血吸虫病患者（家畜）］，35 个县达到血吸虫病传播控制标准（即连续 2 年以上查不到感染性钉螺，人畜血吸虫感染率 1% 以下，不出现当地感染的急性血吸虫病患者），血吸虫病疫情得到有效控制。

2. 监测点概况　根据四川省流行区的地型和疫情状况，确定平坝亚型的广汉，丘陵亚型的蒲江、中江、涪城、东坡、丹棱、仁寿，高山亚型的西昌、德昌 9 个县（市、区）为国家血吸虫病监测点（见表 1），9 个监测点历史上均为血吸虫病重流行区。平坝和丘陵亚型的点地处成都平原及其周边的丘陵区，海拔在 400～550m 之间；高山亚型的点地处川西南的大凉山区，海拔约 1500m。监测点内气候温暖湿润，雨量充沛，年平均气温 17℃ 左右，降雨量约 1000mm。监测点内钉螺分布环境复杂，特别是丘陵和高山亚型。监测点以牛耕作土地为主，以水稻种植或其他作物混种为主。全省 9 个监测点均属于国家重点项目县，各点都加强了血吸虫病防治力度，并在 2005—2007 年期间达到了血吸虫病传播控制标准。

表 1　四川省血吸虫病国家级固定监测点分布情况

市（州）	县（市、区）	乡（镇）	村	常住人口数（2009 年）	地型	经度（°）	纬度（°）	达到传播控制年度
成都	蒲江	长秋	古佛	783	丘陵	103.611 11	30.206 45	2005
德阳	广汉	新丰	联江	619	平坝	104.364 80	30.917 21	2005
德阳	中江	中兴	大田坝	578	丘陵	104.669 33	30.963 33	2006
绵阳	涪城	磨家	双凤坪	707	丘陵	104.587 39	31.421 46	2006
眉山	东坡	正山口	一里	573	丘陵	103.408 82	30.115 72	2006
眉山	丹棱	双桥	桂花	685	丘陵	103.405 25	29.987 81	2005
眉山	仁寿	三溪	志气	544	丘陵	104.243 43	30.031 63	2007
凉山	西昌	川兴	新农	781	高山	102.316 58	27.871 61	2007
凉山	德昌	六所	新河	853	高山	102.197 87	27.359 50	2006

（二）螺情结果

1. 螺情变化　2005—2009 年我省 9 个血吸虫病监测点总有螺面积呈逐年下降趋势，从 351 853m² 下降到 142 983m²，下降率为 59.36%，但 2009 年中江和德昌有螺面积回升较大。

2005年活螺密度0.70只/0.11m²，2008年下降到0.19%，2009年又回升到0.33只/0.11m²，总体下降率为52.48%，特别是广汉、仁寿2009年钉螺密度回升较多。钉螺感染率2005年0.06%，2006年0.004%，2007年以后未查到感染性钉螺，各年度钉螺感染率下降显著（χ^2=47.07，$P<0.05$）（见表2）。

2. 钉螺环境分布　我省钉螺分布环境复杂，平坝地区钉螺主要分布在沟渠和稻田，丘陵和高山地区各类环境均有钉螺分布，主要分布在沟渠、稻田和旱地等环境。2005年沟渠、稻田和旱地的有螺面积占总有螺面积的41.01%、13.93%和32.24%，2009年沟渠、稻田和旱地分别占38.62%、26.56%和17.11%。5年来各环境有螺面积都在逐年下降，但是各类环境有螺面积的相对构成比例变化不大。

2005—2009年监测共发现31只感染性钉螺，主要分布在沟渠26只，水田2只，塘堰1只、其他环境（烂泥田、果园）2只，沟渠占83.87%，沟渠是我省的主要感染场所，也是最重要的易感环境。

（三）居民感染状况

1. 人群受检率　2005—2009年全省平均受检率均超过90%，个别监测点在少数年份略低于90%。从年龄组看，60岁以上年龄组受检率较低。

2. 居民感染情况　全省监测点人群血清血吸虫抗体阳性率从2005年的19.41%下降到2009年的7.11%，下降幅度为63.34%。2005年东坡点最高，为44.17%，丹棱、西昌和德昌超过20%，2009年中江和丹棱超过10%，其余个点低于10%。

全省人群血吸虫感染率从2005年的1.93%下降到2009年的0.02%，下降幅度为98.96%。2005年东坡点最高，为5.39%，蒲江、涪城、丹棱、西昌和德昌超过1%；2007年后个点感染率均低于1%。血清阳性率和感染率基本一致，即血清阳性率高的点感染率也相应较高。各点人群血清阳性率和感染率均呈下降趋势，且降幅明显（χ^2=227.80，$P<0.05$；χ^2=184.02，$P<0.05$）（表3）。

2005—2009年各年龄组人群血清阳性率和感染率均呈下降趋势，30～50岁年龄组血清学阳性率相对较高。60岁以上年龄组感染率均高于当年的平均感染率（χ^2=208.61，$P<0.05$）。

（四）病例调查

1. 急性血吸虫病　2005—2009年全省9个监测点，未出现急性血吸虫病患者。

2. 晚期血吸虫病　全省9个监测点现在存活晚期血吸虫病25例，其中东坡一里村19例，蒲江古福村6例。最大年龄66岁，最小14岁。最早于1967年确诊，最晚于2008年确诊。巨脾型14例，腹水型4例，结肠增厚型7例。24例晚期血吸虫病患者中有16例部分丧失劳动力。

（五）家畜血吸虫病感染情况

监测点内家畜以水牛和黄牛为主。各年家畜检查数量在224～419头之间，2005年家畜血吸虫感染率4.5%，2007年下降到0，2009年又回升到0.45%，2005—2009年家畜血吸虫感染率下降明显（χ^2=31.07，$P<0.05$）。监测点内水牛数量多于黄牛，但是黄牛的感染率高于水牛，2005年水牛感染率为3.41%，黄牛感染率为7.21%，2008—2009年查处的病畜为黄牛。菜（奶）牛、马、犬等家畜未发现血吸虫病畜，监测点内的家畜传染源以耕牛为主。

表 2 2005—2009 年四川省血吸虫病监测点钉螺调查结果

县名	2005 年			2006 年			2007 年			2008 年			2009 年		
	有螺面积（m²）	活螺密度（只/0.11m²）	钉螺感染率（%）	有螺面积（m²）	活螺密度（只/0.11m²）	钉螺感染率（%）	有螺面积（m²）	活螺密度（只/0.11m²）	钉螺感染率（%）	有螺面积（m²）	活螺密度（只/0.11m²）	钉螺感染率（%）	有螺面积（m²）	活螺密度（只/0.11m²）	钉螺感染率（%）
蒲江	147 958	0.28	0	86 630	0.28	0	79 080	0.37	0	57 710	0.13	0	19 743	0.39	0
广汉	10 710	0.55	0	6 600	0.32	0	5 910	0.28	0	6 230	0.42	0	7 870	1.70	0
中江	18 070	0.06	0.10	3 770	0.01	0	600	0	0	3 620	0.01	0	8 590	0.01	0
涪城	30 985	0.64	0.10	6 620	0.14	0	4 950	0.06	0	8 720	0.19	0	6 460	0.13	0
东坡	32 020	3.95	0.10	28 950	3.26	0.01	6 140	0.23	0	10 470	0.93	0	8 350	0.78	0
丹棱	49 660	2.38	0	42 130	1.09	0	54 130	1.52	0	54 330	1.51	0	51 440	1.49	0
仁寿	29 770	5.09	0	49 420	1.07	0	38 040	0.37	0	25 540	0.22	0	19 560	1.82	0
西昌	16 240	1.13	0	15 060	1.12	0	13 030	0.85	0	4 890	0.11	0	4 520	0.16	0
德昌	16 440	0.63	0.21	5 042	0.04	0	4 990	0.01	0	8 240	0.03	0	16 450	0.11	0
合计	351 853	0.70	0.06	244 222	0.33	0.004	206 870	0.23	0	179 750	0.19	0	142 983	0.33	0

表 3　2005—2009 年四川省血吸虫病监测点人群感染情况表

县名	2005 年			2006 年			2007 年			2008 年			2009 年		
	血清检查人数（人）	血清阳性率（%）	感染率（%）	血清检查人数（人）	血清阳性率（%）	感染率（%）	血清检查人数（人）	血清阳性率（%）	感染率（%）	血清检查人数（人）	血清阳性率（%）	感染率（%）	血清检查人数（人）	血清阳性率（%）	感染率（%）
蒲江	601	7.65	2.16	549	4.19	1.09	626	6.55	0.32	730	4.25	0	743	3.36	0
广汉	578	7.44	0.52	649	8.78	0.62	605	7.77	0.33	645	4.81	0	510	3.73	0
中江	629	9.86	0	622	8.68	0.16	622	9	0	584	10.10	0	576	10.59	0
涪城	681	14.39	1.91	639	12.05	0.94	599	11.69	0.52	607	14.50	0.66	512	8.98	0.20
东坡	557	44.17	5.39	511	11.74	0	508	39.17	0.98	526	20.72	0.19	535	6.73	0
丹棱	598	22.24	1.51	603	20.73	1.49	631	17.75	0.95	615	15.93	0.81	601	15.31	0
仁寿	561	16.04	0.53	513	13.84	1.17	514	5.45	0	511	3.33	0	505	3.96	0
西昌	778	26.35	2.57	779	16.43	1.67	739	13.13	0.27	722	8.45	0.14	670	6.27	0
德昌	551	27.4	2.90	505	11.68	0.79	538	5.02	0.37	559	7.51	0.18	681	5.58	0
合计	5534	19.41	1.93	5370	12.18	0.91	5382	12.58	0.41	5499	9.75	0.22	5333	7.11	0.02

三、讨论

2004—2008 年四川省实施血防综合治理重点项目工作,国家和地方各级财政投入大量的血防经费,全省血防工作取得了较大的进展,2008 年全省达到了血吸虫病传播控制标准。2005 年根据四川省血吸虫病流行区地形和疫情程度设立了 9 个固定监测点,监测结果能客观反映四川省血吸虫病流行和防治状况。2005 年 9 个监测点中东坡人群感染率超过 5%,蒲江、涪城、丹棱、西昌和德昌感染率超过 1%,当年监测点平均钉螺感染率 0.06%。通过连续纵向监测,2007 年以后 9 个血吸虫病监测点人群感染率全部下降到 1% 以下,未发现感染性钉螺,这和全省血防达标工作进展情况吻合,也和全省、全国血吸虫病疫情变化基本一致。

5 年的监测结果表明,有螺面积下降较为明显,从 351 853m² 下降到 142 983m²,下降率为 59.36%;钉螺主要分布在沟渠、稻田、旱地等环境;感染性钉螺主要分布在沟渠,这表明沟渠是我省的主要易感环境,同时提示我们沟渠是灭螺的重点环境,与其他调查基本一致。四川省人群血吸虫感染率从 2005 年的 1.93% 下降到 2009 年的 0.02%,下降幅度为 98.96%。60～以上年龄组感染率较高,这可能是四川省青壮年外出务工较多,留守的老年人承担了较多的农活,因生产和生活性疫水接触而感染血吸虫,所以应加强老年人群的血防工作。目前监测点内存活晚期血吸虫病 25 例,主要集中在四川省的长丘山区,2008 年新确诊 1 例,表明四川省局部地区血吸虫病危害仍然较重,应结合国家专项工作推进全省晚血救助。家畜感染率高于人感染率,牛是丘陵和高山型疫区的主要传染源,应加强耕牛防治力度。

从全省的疫情总体分析,血吸虫病传播和流行已控制在较低水平,但是四川省的防治成绩主要是通过吡喹酮化疗控制人畜病情,氯硝柳胺控制钉螺所取得的,血吸虫病流行的自然因素和社会因素并未彻底改变,血吸虫病死灰复燃的可能仍然存在。监测结果也反映在我省局部地区疫情有小幅度回升的现象,比如 2009 年全省钉螺密度较 2008 年回升,2009 年中江和德昌有螺面积较 2008 年回升较大;2007 年未发现血吸虫病畜,2008 年和 2009 年又陆续发现病牛。

四川省血防经过几代人的努力,特别是 2004—2008 年的血吸虫病综合治理项目的实施,血吸虫病防治取得显著的成绩,全省达到了血吸虫病传播控制标准。四川省要继续贯彻落实血吸虫病防治条例,控制管理好血吸虫传染源,加强血防综合治理,彻底改变钉螺孳生环境,做好血吸虫病监测工作,巩固已取得的血防成果,向血吸虫病传播阻断而努力。

四、致谢

蒲江、广汉、中江、涪城、东坡、丹棱、仁寿、西昌和德昌等县(市、区)疾病预防控制中心(血吸虫病防治站)组织开展现场监测工作,特此致谢!

2010—2014 年四川省血吸虫病监测点疫情报告

四川省血吸虫病监测技术指导组

为了全面、及时、准确了解血吸虫病现状及疫情变化趋势,为制定血吸虫病防治策略措施和评价防治效果提供科学依据。根据《全国血吸虫病监测方案》,结合四川省血吸虫病流行状况和特点,在四川省血吸虫病流行区设立了 9 个国家级监测点和 6 个省级监测点,按照全国方案和监测点操作手册要求开展监测工作,现将 2010—2014 年四川省血吸虫病监测结果分析如下。

一、内容与方法

1. 监测点设立　根据《全国血吸虫病监测方案》精神,结合四川省血吸虫病流行区类型、人群感染状况及疫区分层等实际情况,选择有代表性的流行村为监测点,确定了平坝亚型的旌阳、广汉和安县,丘陵亚型的蒲江、邛崃、中江、涪城、夹江、东坡、仁寿、丹棱,高山亚型的芦山、西昌、德昌和普格共 15 个县(市、区)为血吸虫病监测点,15 个监测点历史上均为血吸虫病重流行区。

2. 螺情调查　每年春季(4、5 月)进行查螺,采用系统抽样结合环境抽样的方法调查全部现有钉螺环境、可疑环境。捕获框内全部钉螺,并解剖观察,分析感染情况。

3. 人群病情调查　每年秋季(10～12 月)对监测点 6 岁以上的常住居民采用血清学方法(间接血凝试验 IHA)进行筛查,阳性者以 Kato-Katz(一粪三片)和集卵孵化法(一粪三检)进行病原学检查;对监测点内当年发生的急性血吸虫病患者和晚期血吸虫病患者进行个案调查。

4. 家畜病情调查　每个监测点随机抽样调查在有螺地带敞放牛、羊、猪、马等家畜各 60 头(不足者全部检查),采用顶管孵化法进行检查(一粪一检)。

5. 相关因素调查自然与社会因素　包括雨量、气温、人口流动、居民生产生活方式等;防治措施实施情况:包括查螺、药物灭螺和环境改造、查治病、健康教育、个人防护、改水改厕等。

6. 数据处理　各监测点的监测数据全部录入计算机,用 Microsoft Excel 建立数据库,进行数据分析。

二、结果

1. 基本情况　四川省属山丘型血吸虫病流行区,血吸虫病流行于我省 11 个市(州)的 63 个县(市、区)。经多年防治,到 2008 年我省已有 28 个县达到血吸虫病传播阻断标准,35 个县达到血吸虫病传播阻断标准，血吸虫病疫情得到有效控制。平坝和丘陵亚型的监测点地处成都平原及其周边的丘陵区，海拔在 400～550m 之间；高山亚型的点地处川西南的雅安市和大凉山区，海拔约 700～1500m。监测点内气候温暖湿润，雨量充沛，年平均气温 170℃左右，降雨量约 1000mm。监测点内钉螺分布环境复杂，特别是丘陵和高山亚型。监测点以牛耕作土地为主，以水稻种植或其他作物混种为主。15 个监测点历史上均为我省血吸虫病重流行区，总人口 32 463 人，常住人口 27 981 人，历史累计有螺面积 761.05hm²，有耕地面积 1091.35hm²，其中水田面积 806.30hm²，以牛耕为主。主要经济来源为农业收入和外出务工。

2. 居民感染情况

（1）人群受检率：2010—2014 年全省平均受检率均超过 90%。

（2）居民感染情况：2010—2014 年监测点居民血检阳性率和血吸虫感染率总体呈下降趋势。其中，全省监测点人群血清血吸虫抗体阳性率从 9.34% 下降至 4.20%，下降了 55.03%，全省感染率自 2013 年首次出现全无感染病例，2014 年阳性率亦为 0，下降率 100%，降幅明显，见下表 1。

表 1　2010—2014 年四川省血吸虫病监测点人群感染情况

县名	2010 年			2011 年			2012 年			2013 年			2014 年		
	血清检查人数	血清阳性率(%)	感染率(%)	血清检查人数	血清阳性率(%)	感染率(%)	血清检查人数	血清阳性率(%)	感染率(%)	血清检查人数	血清阳性率(%)	感染率(%)	血清检查人数	血清阳性率(%)	感染率(%)
丹棱	564	17.02	0	512	13.67	0	552	3.08	0	517	3.48	0	498	3.01	0
德昌	685	7.30	0	639	7.04	0	774	9.17	0	548	4.74	0	685	5.11	0
东坡	507	14.00	0	503	10.54	0	514	10.12	0	560	13.55	0	519	12.14	0
涪城	660	2.73	0	488	2.05	0	481	2.49	0.21	734	2.04	0	797	1.38	0
广汉	613	3.92	0	546	5.31	0	546	4.40	0	554	3.61	0	549	2.55	0
蒲江	668	7.04	0	579	4.15	0	582	0.52	0	545	1.83	0	545	1.83	0
仁寿	455	4.62	0	609	4.27	0	605	4.13	0	618	3.88	0	596	4.19	0
西昌	700	7.75	0.71	679	2.50	0.28	702	3.70	0	675	3.70	0	525	5.52	0
中江	321	4.36	0	462	4.33	0	474	3.59	0	479	5.43	0	519	3.47	0
安县	366	12.02	0	439	10.02	0	478	10.46	0.20	459	3.92	0	426	3.51	0
夹江	600	1.67	0	501	3.39	0	516	5.62	0	527	3.04	0	541	3.32	0
旌阳	708	1.69	0	570	4.65	0	716	1.82	0	520	3.27	0	611	3.07	0
芦山	620	31.77	0.97	608	29.11	0	608	17.11	0	591	10.66	0	596	9.73	0
普格	819	15.14	0.13	1051	18.17	0.10	905	10.72	0	1038	11.08	0	994	10.07	0
邛崃	649	8.01	0	656	7.62	0	657	7.61	0	974	3.90	0	861	3.47	0
合计	8935	9.34	0.13	8842	9.04	0.05	9110	6.48	0.02	9339	5.43	0	9262	4.20	0

（3）年龄和职业分布：2010—2014 年全省各年龄组人群血清阳性率和感染率均呈下降趋势。30～50 岁年龄组血清学阳性率较高。职业方面，农民和学生占绝大多数人群，其次为民工、商业服务和家务等。

（4）急性及晚期血吸虫病监测：2010—2014 年全省 15 个监测点未出现急性血吸虫病患者。5 年间新发晚期血吸虫病 4 例，15 个监测点现存活晚期血吸虫病 36 例。

3. 螺情监测　2010—2014 年，全省监测点有螺面积、活螺平均密度、钉螺感染率均呈下降趋势。有螺面积从 2010 年的 59.34hm² 大幅下降至 5.54hm²，下降率为 90.66%，且无新发现有螺面积。2014 年未发现活螺，5 年来均未发现感染性钉螺。全省 15 个监测点中，芦山县有螺面积下降最为明显，其他各点维持在较低水平（图 1），东坡、涪城、广汉和西昌测出活螺密度较为波动，其他各点呈下降趋势（图 2）。

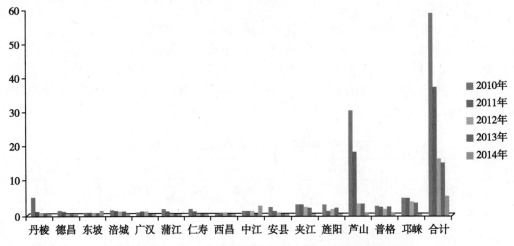

图 1　2010—2014 年四川省血吸虫病监测点有螺面积比较

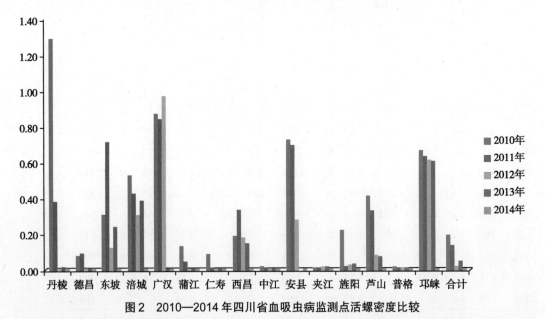

图 2　2010—2014 年四川省血吸虫病监测点活螺密度比较

四川省钉螺分布环境复杂，但有螺面积主要分布在沟渠和水田，其次是旱地和河流等。2010 年沟渠、水田和旱地的有螺面积占总有螺面积的 31.70%、47.88% 和 10.67%，2013 年沟渠、水田和旱地分别占 54.70%、26.40% 和 10.09%；各类环境有螺面积的相对构成比例变化不大，2014 年仅有沟渠和水田发现有螺环境，各环境有螺面积下降明显（表 2）。

表 2 2010—2014 年四川省血吸虫病监测点钉螺调查结果

环境类型	2010 年			2011 年			2012 年			2013 年			2014 年		
	有螺面积（hm²）	活螺平均密度（只/0.11m²）	钉螺感染率（%）	有螺面积（hm²）	活螺平均密度（只/0.11m²）	钉螺感染率（%）	有螺面积（hm²）	活螺平均密度（只/0.11m²）	钉螺感染率（%）	有螺面积（hm²）	活螺平均密度（只/0.11m²）	钉螺感染率（%）	有螺面积（hm²）	活螺平均密度（只/0.11m²）	钉螺感染率（%）
河流	1.64	0.23	0	0.58	0.07	0	0.43	0.05	0	0.14	0.02	0	0	0	0
沟渠	18.81	0.45	0	14.85	0.38	0	8.33	0.16	0	6.86	0.10	0	4.32	0	0
水田	28.41	0.12	0	13.78	0.06	0	3.99	0.03	0	3.31	0.02	0	1.22	0	0
塘堰	0.10	0.06	0	0.08	0.04	0	0.02	0.01	0	0	0	0	0	0	0
旱地	6.33	0.15	0	4.26	0.07	0	2.80	0.04	0	1.27	0.05	0	0	0	0
其他	4.05	0.09	0	4.08	0.06	0	0.93	0.04	0	0.96	0.04	0	0	0	0
合计	59.34	0.19	0	37.62	0.13	0	16.51	0.07	0	12.53	0.10	0	5.54	0	0

4. 家畜感染情况各地逐步实施以机耕代替农耕,监测点内各年家畜存栏数逐渐下降。监测数量在 93～325 只之间,以耕牛为主要传染源,5 年来血吸虫病感染率均为 0(表 3)。

表 3　2010—2014 年四川省级监测点家畜血吸虫病感染结果

畜别	2010 年			2011 年			2012 年			2013 年			2014 年		
	实检头数	阳性头数	阳性率(%)	实检头数	阳性头数	阳性率(%)	实检头数	阳性头数	阳性率(%)	实检头数	阳性头数	阳性率(%)	实检头数	阳性头数	阳性率(%)
黄牛	142	0	0	142	1	0	70	0	0	53	0	0	43	0	0
水牛	162	0	0	81	0	0	102	0	0	61	0	0	49	0	0
菜奶牛	21	0	0	0	0	0	1	0	0	0	0	0	0	0	0
猪	0	0	0	0	0	0	2	0	0	0	0	0	0	0	0
马	0	0	0	0	0	0	3	0	0	3	0	0	1	0	0
合计	325	0	0	223	1	0	178	0	0	117	0	0	93	0	0

三、讨论

2010—2014 年四川省血吸虫病监测点疫情结果表明,全省血吸虫病已控制在较低水平,监测点居民和家畜血吸虫感染率,有螺面积大幅下降,各点均加大了血防综合治理经费投入,积极实施各种血防综合治理项目,尤其是近年来持续开展人、畜化疗和广泛的药物灭螺,使得疫情得到有效控制。2012 年后,人群感染率下降为 0,未发现感染性钉螺,这与全省血防达标工作进程相一致。15 个监测点所在县均达到血吸虫病传播控制标准,截至 2014 年已有 8 个县达到传播阻断标准,其余各流行县将在 2015 年达到传播控制标准。

2010—2014 年人群血吸虫感染率一直维持在低流行状态,分别为 0.13%、0.05%、0.03% 和 0,其中 2013 年是首次出现全省监测点无感染病例,下降幅度为 100%,14 年持续未有阳性感染。血检阳性率和感染率基本一致,即血检阳性率高的地区,人群感染率也相应较高。各监测点人群血检阳性率和感染率均呈逐年下降趋势(图 3)。5 年监测结果显示,有螺面积从 2010 年的 59.34hm² 下降到 5.54hm²,下降率为 90.66%,无新发现有螺面积,5 年来均未发现感染性钉螺。钉螺主要沿水系分布在沟渠、稻田、旱地等环境。感染性钉螺主要分布在沟渠,表明沟渠是主要易感环境之一,同时提示沟渠是钉螺监测和灭螺的重点环境之一。

50 岁～年龄组人群感染率较高,职业方面,农民和学生占绝大多数人群,这与监测点青壮年外出务工较多,留守老人承担了较多农活,因生产和生活性接触疫水而感染血吸虫有关。因此,应加强针对老年人群的血吸虫病防治和健康教育工作。此外,耕牛仍然是丘陵和高山型疫区的主要传染源,建议应开展以机代牛、家畜圈养等方式,不仅能有效地解放农村剩余劳动力,提高劳动效率,同时能改善农村卫生,减少血吸虫病的传播机会。

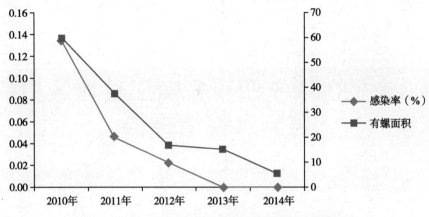

图 3　2010—2014 年四川省血吸虫病监测点疫情变化

　　为巩固现有的血防成果并争取更大的成绩,各有关部门应充分认识到血防工作的长期性、复杂性和艰巨性,在已达到传控甚至传阻的地区,仍要高度重视巩固监测工作,统一部署,保持一支稳定的防治专业队伍,保证充足的监测巩固经费,同时还应建立敏感而高效的监测预警机制,及时发现疫情、消除隐患。因此,四川省下一步工作要继续贯彻落实《血吸虫病防治条例》,牢牢抓住"十二五"水利、城市等大发展的契机,统一规划治理疫区灌溉用水库、渠系,加强土地、林地整治,以上游、易感环境为重点,彻底改变钉螺孳生环境,加强血防综合治理,大力加强健康教育,控制管理好血吸虫病传染源,强化血吸虫病监测工作,进一步推进血防工作进程。

2005—2014 年四川省蒲江县血吸虫病监测点疫情报告

蒲江县疾病预防控制中心

为全面及时掌握血吸虫病流行现状,疫情动态变化,制定血吸虫病防治规划和评估防治效果提供科学依据,根据《全国血吸虫病监测方案操作手册》要求,选择在四川省蒲江县的长秋乡古佛村开展 2005—2014 年血吸虫病监测工作,现将监测结果分析如下。

一、对象与方法

1. 螺情调查　每年对该村历史有螺环境采用系统抽样和环境抽样相结合的调查方法,调查全部现有钉螺环境和可疑环境,按 10 米设框查螺,捕获框内全部钉螺,每框一袋分装并记录,并按照环境逐框登记和建卡,用压碎法解剖全部钉螺,计算活螺平均密度。

2. 人畜病情监测　每年 10 月下旬,对监测点内 6 岁以上的居民采用间接血凝实验进行筛查,血清学阳性者采用加藤法(Kato-Katz 法)一粪三检进行病原学检查,同时对该村的耕牛全部采用顶管孵化一粪一检。

3. 相关因素调查　包括自然因素、社会因素与防治措施。

(1)自然因素与社会因素:雨量、气温、自然灾害、人群流动、居民的生产、生活方式。

(2)防治措施:包括查螺、药物灭螺、查病、治病、改水改厕、退耕还林、健康教育、个人防护等。

二、结果

1. 基本情况　古佛村位于蒲江县长丘地区长秋山西面,与眉山市毗邻,年平均气温 16℃左右,年平均降雨量为 107mm,有 10 个村民小组,260 户,总人口 912 人,常住人口 626 人,耕地面积 82.67hm^2,水田 1.07hm^2,人耕为主要耕作方式,主要经济作物为果木。无害化厕所 235 座,建沼气池 156 户。该村历史患者 1029 人,现有晚血患者 6 人,累计历史有螺面积 68hm^2,现有有螺面积 0,无耕牛,属蒲江县丘陵型血吸虫病重点防治区。

2. 螺情　在 10 年监测中,未发现阳性钉螺,有螺面积由 2005 年的 147 958m^2 下降到 0m^2,连续 4 年未查到钉螺,无阳性钉螺(见表 1)。

3. 病情

(1)受检率:监测点内 6 岁以上常住人口为血检对象,除 2006 年人群受检率在 90% 以下,其他年份受检率均达到 90% 以上(见表 2),男性受检率均高于女性。

表 1　2005—2014 年蒲江县血吸虫病监测点钉螺调查结果

年份	调查面积（m²）	有螺面积（m²）	调查框数	有活螺框数	活螺框出现率（%）	捕获螺数	活螺密度（只/0.1m²）	感染性螺数	钉螺感染率（%）
2005	803 490	147 950	11 973	1306	10.91	3343	0.28	0	0
2006	873 950	86 630	12 021	1795	14.93	3406	0.28	0	0
2007	724 020	79 080	9462	1725	18.23	3524	0.37	0	0
2008	749 600	57 710	13 469	800	5.94	1792	0.13	0	0
2009	765 240	19 740	13 254	340	2.57	5160	0.39	0	0
2011	788 390	10 400	10 722	138	1.29	501	0.05	0	0
2012	1 068 310	0	14 645	0	0	0	0	0	0
2013	1 151 670	0	15 572	0	0	0	0	0	0
2014	1 052 680	0	14 274	0	0	0	0	0	0

表 2　2005—2014 年四川省蒲江县长秋山古佛村监测点居民血吸虫受检情况

年份	女			男			合计		
	应检人数	实检人数	受检率（%）	应检人数	实检人数	受检率（%）	应检人数	实检人数	受检率（%）
2005	313	290	92.65	328	311	94.82	641	601	93.76
2006	300	268	89.33	314	281	89.49	614	549	89.41
2007	328	301	91.77	345	325	94.20	673	626	93.02
2008	350	336	96.00	405	394	97.28	755	730	96.69
2009	402	390	97.01	357	353	98.88	759	743	97.89
2010	389	347	89.20	352	321	91.19	741	668	90.15
2011	304	286	94.08	321	293	91.28	625	579	92.64
2012	303	285	94.06	314	297	94.59	617	582	94.33
2013	289	260	89.97	300	285	95.00	589	545	92.53
2014	302	270	89.40	324	307	94.75	626	577	92.17

　　（2）感染率：2005 年居民感染率为 2.16%，通过几年防治措施逐年下降，2008—2014 年居民感染率为 0，未发现患者。2005 年与 2011 年人群感染率差异具有统计学意义（见表 3）。

表 3　点 2005—2014 年蒲江县血吸虫病监测人群病情调查结果

年份	应检人数	实检人数	血阳人数	血阳率（%）	粪检人数	粪阳人数	感染率（%）	患者 EPG 几何均数	人群 EPG 几何均数
2005	641	601	46	7.65	46	13	2.16	26.87	0.07
2006	614	549	23	4.19	23	6	1.09	25.62	0.04
2007	673	626	41	6.55	41	2	0.32	24.00	0.01
2008	755	730	31	4.25	31	0	0	0	0
2009	759	743	25	3.36	25	0	0	0	0
2010	741	668	47	7.04	47	0	0	0	0

续表

年份	应检人数	实检人数	血阳人数	血阳率(%)	粪检人数	粪阳人数	感染率(%)	患者EPG几何均数	人群EPG几何均数
2011	625	579	24	4.15	24	0	0	0	0
2012	617	582	3	0.52	3	0	0	0	0
2013	589	545	10	1.83	10	0	0	0	0
2014	626	577	10	1.73	10	0	0	0	0

（3）病例调查无急性血吸虫病患者：2005—2014 年未发现新发晚期血吸虫病（晚血）患者，现存 6 名晚血患者，生存状况良好，无明显并发症。

（4）耕牛血吸虫病感染情况：由于退耕还林、改水改旱等综合治理的实施，古佛村耕牛数量减少明显，2005 年发现 1 头阳性耕牛，2006—2014 年均未发现阳性耕牛。

4. 防治工作开展　每年对 IHA 1∶5 以上阳性和 Kato-Katz 法虫卵计数阳性者进行治疗，采用吡喹酮 60mg/kg，2 日疗法。对发现有螺的果园、沟渠、旱地等环境在清除杂草后，采用氯硝柳胺进行喷洒灭螺。结合项目，建有沼气池 166 口，无害化厕所 235 座。同时每年采取标语、宣传栏、发放宣传单、等形式对该村居民进行血吸虫病防治知识健康教育，增强群众自我保护意识健康的生活方式。

三、讨论

表 1 钉螺情况显示，有螺面积大幅下降，且无感染螺出现，这是我县综合治理措施带来的突出成效；由表 2 血吸虫病受检情况看，男性受检率高于女性受检率，这与男性外出务工人数减少有直接关系；表 3 病情调查结果显示，血吸虫病血检阳性率逐年下降，但是 2010 年血检阳性率有所反复，粪检感染率至 2008 年起连续 7 年为 0，因此在以后的工作中需要做好病情监测。

从以上结果看出，蒲江县螺情和疫情得到极大的控制，这要归功于我县特色的"蒲江模式"，它是将血防工作与社会主义新农村建设、农村产业结构调整、退耕还林、改水改旱等综合治理措施有机结合的一种模式，这一系列措施大大切断血吸虫病传播途径、转变了疫区群众生产生活方式、大大减少了群众接触疫水的机会、降低人群感染率、提高农民健康意识水平。新农村建设引导疫区农民由散居陆续集中到新型社区居住，形成土地规模化、生产企业化、居住城镇化、收入多元化的现代新型农业，增加了农民经济收入，减少有螺面积，彻底改变生产生活环境。

但由于钉螺生存能力强，分布广泛，影响钉螺生存因素复杂，山丘地区各台地和各生境类型均有钉螺分布，灭螺难度较大，因此螺情易于回升。且血吸虫病疫情具有反复性，难于从根本上得到消除，应加强综合治理，防止疫情回升。同时，防制急性血吸虫病发生，做好血吸虫病健康教育工作，针对青壮年这类目标人群，外出务工或着旅游会增加感染血吸虫感染可能性，所以需要警惕输入性急性血吸虫病发生。

因此，血吸虫病防治工作不能松懈，需要长期开展疫情监测。继续做好我县的新农村建设，并向全国各地推广。

2005—2014 年四川省广汉市血吸虫病监测点疫情报告

广汉市疾病预防控制中心

血吸虫病是危害我市人群身体健康最严重的疾病之一,1954 年证实了我市有血吸虫病的流行,且流行程度相当严重。全市 19 个镇乡、186 个行政村、2495 个社全部流行血吸虫病,全市累计查出的历史有螺面积为 13 099 312m²,平坝区有螺面积占 94%,丘陵区有螺面积占 6%,全市共查出历史病人人数为 170 249 人。经 20 世纪近 30 年的艰苦奋斗,我市于 1986 年达到国家血吸虫病传播控制标准。之后受各种因素的影响,我市的血防疫情一度反弹,于 1996 年在我市的原双泉乡再次暴发"急血"45 例。近 10 余年我市开展了血吸虫病综合治理,使疫情迅速得以控制,2005 年达到了国家血吸虫病传播控制标准。为系统准确掌握血吸虫病流行动态,以及自然因素对疫情的影响,评价防治对策及效果,并为国家制定血吸虫病防治规划提供科学依据,根据《全国血吸虫病监测方案》(卫办疾控发〔2005〕74 号)精神要求,2005 年在广汉市新丰镇联江村设立国家级血吸虫病固定监测点,现将 2005—2014 年的血吸虫病疫情监测结果报告如下。

一、内容和方法

1. 螺情监测 每年于五月份采用系统抽样和环境抽样方法,间隔 10m 设框普查,对点内所有环境进行钉螺调查,捕获钉螺全部用压碎法检查钉螺死活及有无血吸虫尾蚴。

2. 人群监测

(1) 于每年 11 月上旬对监测点 6 岁以上的全部常住居民采用间接血凝试验(IHA)进行筛查,阳性者以 Kato-Katz 法(一粪三片)进行病原学检查,以了解点内居民的感染率和感染度。

(2) 对监测点内每年检查出的血吸虫病患者进行个案调查。

3. 耕牛监测 与人群同步,采用粪便孵化法进行检查,一粪一检。

4. 相关因素调查(自然因素、社会因素与防治措施)

(1) 自然与社会因素:包括雨量、气温、自然灾害、人口流动、居民生产生活方式等;

(2) 防治措施:人畜采用对象治疗,用吡喹酮同步治疗所查出的患者和病牛,对易感环境用氯硝柳胺喷洒、泥糊、浸杀等方法灭螺。采用广播、标语、传单、宣传画等方式进行健康教育宣传。

5. 资料整理 监测点所有资料数据录入计算机,用 Excel 和 Foxpro 统计分析。

二、结果

1. 基本情况（自然因素、社会因素与防治措施） 广汉市地处成都平原上的东北边缘，属四川盆地亚热带湿润气候。气候温和，年平均气温 16℃，年降雨量 1000mm 左右，海拔高度 550m。监测点位于广汉市新丰镇联江村，属平坝地形，系都江堰自流灌溉区。上游与成都市青白江区华严乡街新村、顺江村交界，下游是新丰镇清江村。碾河、鸭子沟横穿监测点的中心，是监测点内农田的主要灌溉源，全村土地面积 94.13hm^2，耕地 89.47hm^2，全部是稻田。主要农作物为水稻、小麦和油菜，全点共计 4 个村民组，总人口 955 人，耕牛饲养最多的年份 10 头，2014 年人均收入 7200.00 元。新丰镇属历史重疫区，经多年艰苦防治，各部门配合，血吸虫病疫情得到一定控制。

2. 螺情 2005—2014 年该血吸虫病监测点有螺面积下降趋势不明显。2005—2014 年活螺密度分别为 0.55 只 /0.11m^2、0.32 只 /0.11m^2、0.28 只 /0.11m^2、0.42 只 /0.11m^2、1.17 只 /0.11m^2、0.87 只 /0.11m^2，2009 年钉螺密度回升较多为 1.17 只 /0.11m^2，10 年以后钉螺密度开始下降，到 14 年钉螺密度为 0.38 只 /0.11m^2。10 年来都未查到感染性钉螺（表 1）。该点为平坝型监测点，钉螺主要分布在沟渠和稻田。2005 年调查面积为 59 380m^2，沟渠和稻田的有螺面积分别为 8380m^2 和 2090m^2，2014 年调查面积为 40 460m^2，沟渠和稻田的有螺面积分别为 9780m^2 和 0m^2，其中稻田面积下降较大。

表 1 2005—2014 广汉市监测点钉螺监测情况

年份	调查面积	有螺面积	调查框数	活螺框数	活螺数	感染螺数	活螺密度（只 /0.11m^2）	感染螺密度（只 /0.11m^2）	钉螺感染率	灭螺面积
2005	59 380	10 710	3306	728	1817	0	0.55	0	0	10 710
2006	48 730	6600	3085	292	987	0	0.32	0	0	8500
2007	52 430	5910	3054	288	844	0	0.28	0	0	7780
2008	40 960	6230	3072	507	1305	0	0.42	0	0	6230
2009	40 460	7870	3011	751	5122	0	1.17	0	0	9170
2010	40 460	6690	2992	614	2592	0	0.87	0	0	7390
2011	40 460	8840	2992	848	2524	0	0.84	0	0	9540
2012	40 460	9120	2972	867	2890	0	0.97	0	0	9120
2013	48 730	0	2595	0	0	0		0	0	0
2014	40 460	10 020	2963	664	1129	0	0.38	0	0	11 020
合计	452 530	71 990	30 042	4692.972	19 210	0	0.63	0	0	79 460

3. 病情 全点总人口 955 人，连续 10 年应检人数 6454 人，实检人数 5795 人，受检率 89.78%，查出血阳人数 308 人，阳性率 5.31%，粪检人数 308 人，粪阳 9 人，粪阳率 0.16%（表 2）。2005—2014 年各年龄组血阳率均呈下降趋势，10 岁、50 岁年龄组血清学阳性率相对较高。2005—2007 年在 10 岁、50 岁、60 岁年龄组有感染，从 2008 年后未发现感染者（表 3）。

表2　2005—2014广汉市监测点居民血吸虫病监测情况

年份	应检数	实检数	受检率（%）	血检阳性数	血阳率（%）	粪检人数	粪检阳性数	粪阳率（%）	患者感染度（EPG）算术均数	患者感染度（EPG）几何均数	人群感染度（EPG）算术均数	人群感染度（EPG）几何均数	治疗人数
2005	639	578	90.45	43	7.57	43	3	0.52	13.33	11.54	0.07	0.01	41
2006	702	649	92.45	57	8.78	57	4	0.62	58.00	34.30	0.36	0.02	57
2007	664	605	91.11	47	7.77	47	2	0.32	8.00	8.00	0.03	0.01	47
2008	691	645	93.34	31	4.81	31	0	0	0	0	0	0	31
2009	677	510	75.33	19	3.73	19	0	0	0	0	0	0	19
2010	664	613	92.32	24	3.92	24	0	0	0	0	0	0	24
2011	603	546	90.55	29	5.31	29	0	0	0	0	0	0	29
2012	602	546	90.70	24	4.40	24	0	0	0	0	0	0	24
2013	606	554	91.42	20	3.61	20	0	0	0	0	0	0	20
2014	606	549	90.59	14	2.55	14	0	0	0	0	0	0	14
合计	6454	5795	89.78	308	5.31	308	9	0.16	0	0	0	0	306

表3　2005—2014年广汉市血吸虫病监测点人群不同年龄感染情况

	年份	5岁～	10岁～	20岁～	30岁～	40岁～	50岁～	60岁～	合计
血阳率（%）	2005	0	11.29	2.27	4.00	10.84	12.82	12.96	7.44
	2006	3.45	22.81	6.52	4.76	7.75	12.77	8.05	8.78
	2007	0	10.64	3.03	4.17	6.72	14.89	9.41	7.77
	2008	0	7.95	3.85	0.70	3.77	9.80	6.25	4.81
	2009	0	5.88	1.92	2.38	4.38	5.75	2.44	3.73
	2010	10.00	6.94	1.20	1.53	4.19	6.15	4.71	3.92
	2011	0	0	0	1.30	7.88	8.33	9.18	5.31
	2012	0	0	1.49	0	7.65	5.63	6.00	4.40
	2013	0	6.90	5.88	0	1.64	7.14	3.70	3.61
	2014	0	0	0	0	2.31	5.21	4.39	2.55
感染率（%）	2005	0	3.23	0	0	0	0	1.85	0.52
	2006	0	5.26	0	0	0	1.06	0	0.62
	2007	0	4.17	0	0	0	0	0	0.32
	2008	0	0	0	0	0	0	0	0
	2009	0	0	0	0	0	0	0	0
	2010	0	0	0	0	0	0	0	0
	2011	0	0	0	0	0	0	0	0
	2012	0	0	0	0	0	0	0	0
	2013	0	0	0	0	0	0	0	0
	2014	0	0	0	0	0	0	0	0

4. 病例调查

（1）急性血吸虫病：监测点 2005—2014 年未出现急性血吸虫病患者。

（2）晚期血吸虫病：监测点 2005—2014 年未出现晚期血吸虫病患者。

5. 家畜血吸虫病感染情况　连续 10 年共查耕牛 61 头，粪检阳性 3 头，粪阳率 4.92%。

三、讨论

该点是我市历史上的重流行区，90% 以上的有螺面积主要分布在沟渠中，其余 10% 的有螺面积则分布在水田及林院中。通过 10 年的监测；有螺面积从 2005 年的 10 710m² 下降到 2014 年的 10 020m²，下降率为 6.443%，活螺密度从 2005 年的 0.55 只 /0.11m² 下降至 2014 年的 0.38 只 /0.11m²，从上述数据中我们可以看出，2005 年、2006 年、2007 年、2008 年有螺的面积和密度都呈逐年下降的趋势，从 2009 年至 2014 年有螺面积有不同程度的回升和反弹，但平均密度呈下降趋势，沟渠仍是我市钉螺分布的主要环境和灭螺重点。病情逐年减少，分别为 2005 年 3 例、2006 年 4 例、2007 年 2 例，人群感染率在 0.32%～0.52% 之间波动，从 2008 年后未发现患者，但从 9 例患者来看，其中 15 岁以下的患者为 6 例，占 66.66%，而另外 3 例患者的年龄均在 51 周岁以上占 33.33%，说明青壮年外出务工后，在家的老小均为感染的对象，而值得注意的是少年儿童的感染更应引起我们的高度重视；2009 年受检率为 75.33%，是历年最低的。2006 年点内耕牛感染率较高，主要是购进环节出现了问题导致，从 2007—2014 年加大了对耕牛的管理，特别是在购进渠道上加大检疫，对进出的耕牛进行查治，所以 2007—2014 年未出现阳性耕牛。

监测结果提示，要巩固防治成果应根据环境分布特点，在防治工作中建议政府、水利、农业、林业等部门增加对环境改造的投入，彻底改变钉螺孳生环境；加强对学生、居民血吸虫病防治知识的宣传，提高人群的防病意识和良好的卫生习惯，改变不良的生产、生活习惯，提醒家长对儿童的监管力度，防止血吸虫病的感染；必须加大对耕牛的检疫和查治力度，提倡耕牛圈养和以机代牛，增加改水、改厕的投入力度，增加沼气池的建设，构建良好的人居环境；加强钉螺的监测和人群查治病工作也是今后血防工作的重点。

2005—2014 年四川省中江县血吸虫病监测点疫情报告

中江县血吸虫病防治站

为了全面了解血吸虫病在丘陵地区的流行动态及影响因素，预测流行趋势，科学制定血吸虫病防治措施，评价防治效果。按《全国血吸虫病监测方案》要求，2005—2013 年在中江县辑庆镇大田坝村开展血吸虫病监测工作，2014 年重新设定为富兴镇汉卿村。现将2005—2014 年监测结果分析报道如下。

一、基本情况

中江县地处四川盆地东北部，属山丘型血吸虫病流行区中的丘陵亚型。气候温暖，雨量充沛，年平均气温 18℃，年平均降雨量 950mm 左右。该监测点因 2004 年出现 1 例急性血吸虫病患者，经流行病学调查确认为新的血吸虫病疫区。大田坝村村委会平均海拔442m，经度 104.669 33°，纬度 30.963 33°，疫区范围约 2km²，周围 10km 范围内历史上无血吸虫病流行，为孤立的血吸虫病疫区。现有 6 个村民小组，2005—2014 年总户数波动300 户左右，总人口波动在 1050 人左右，常住人口波动在 550~750 人，全村土地面积 2998亩，主要农作物为水稻、小麦、玉米和油菜，农业用水以自流灌溉和人民渠引灌相结合。该村累计历史有螺面积 191 600m²，累计患者 71 人，累计病牛 22 头，2013 年有螺面积为3190m²。

二、内容与方法

1. 螺情调查　每年春季对监测点内各类环境以 5~10m 设框普查，捕获框内全部钉螺，用压碎法检查有无血吸虫尾蚴。

2. 人群病情调查　对监测点 6 岁以上的全部常住居民采用间接血凝试验（IHA）进行筛查，阳性者以 Kato-Katz 法（一粪三片）进行病原学检查。

3. 家畜病情调查　对在有螺地带敞放的大家畜为监测对象，采用粪便顶管孵化法进行检查。

4. 相关因素调查　自然与社会因素包括雨量、气温、自然灾害、人口流动、居民生产生活方式等。

5. 资料整理　监测点所有资料数据录入计算机，用 Excel 和 Foxpro 统计分析。

6. 防治措施　包括药物灭螺和环境改造灭螺、血吸虫患者化疗、健康教育、个人防护、改水改厕等。

三、监测结果

2014 年统计数据为重新确定的监测村富兴镇汉卿村。

1. 人群感染情况　人群感率为 0.16%、2007—2014 年无感染（见表 1）。

表 1　中江县田坝村 2005—2013 年及 2014 年汉卿村人群血吸虫病感染率和感染度

年份	血清学检查			粪检		校正感染率 %	患者几何（EPG）	人群几何（EPG）
	检查人数	阳性人数	阳性率 %	检查人数	阳性人数			
2005	661	60	9.08	0	0	0	0	0
2006	622	54	8.68	54	1	0.16	64	0.01
2007	622	56	9.00	54	0	0	0	0
2008	584	59	10.10	59	0	0	0	0
2009	576	61	10.59	61	0	0	0	0
2010	321	14	4.36	14	0	0	0	0
2011	462	20	4.33	20	0	0	0	0
2012	474	17	3.59	17	0	0	0	0
2013	479	26	5.43	26	0	0	0	0
2014	519	18	3.47	18	0	0	0	0

血吸虫病年龄分布：2006 年人群感染在 15 岁～组为 0.97%（表 2）。

表 2　中江县大田坝村 2005—2013 年及 2014 年汉卿村不同年龄人群感染率分布（%）

年份	5 岁～	10 岁～	15 岁～	20 岁～	30 岁～	40 岁～	50 岁～	60 岁～	合计
2005	0	0	0	0	0	0	0	0	0
2006	0	0	0.97	0	0	0	0	0	0.16
2007	0	0	0	0	0	0	0	0	0
2008	0	0	0	0	0	0	0	0	0
2009	0	0	0	0	0	0	0	0	0
2010	0	0	0	0	0	0	0	0	0
2011	0	0	0	0	0	0	0	0	0
2012	0	0	0	0	0	0	0	0	0
2013	0	0	0	0	0	0	0	0	0
2014	0	0	0	0	0	0	0	0	0

血吸虫病职业分布：从 10 年的结果看，2006 年血吸虫病感染为学生。

2. 家畜血吸虫病感染情况　2005 年感染率 5.97%，2006 年感染率 1.54%；2007—2014 年感染率 0%。监测点内发现的病牛均为黄牛（表 3）。

表 3　中江县大田坝村 2005—2013 年及 2014 年汉卿村耕牛监测结果

年份	检查头数	黄牛头数	水牛头数	感染头数	感染率（%）
2005	67	67	0	4	5.97
2006	69	65	4	1	1.54
2007	69	65	4	0	0
2008	72	68	4	0	0
2009	66	62	4	0	0
2010	79	77	2	0	0
2011	78	78	0	0	0
2012	27	27	0	0	0
2013	32	32	0	0	0
2014	84	84	0	0	0

3. 螺情变化　10 年的监测发现，钉螺指标 2005—2007 年逐步下降，地震后逐步回升。有螺面积从 2005 年的 18 070m² 下降到 2007 年的 600m²，2008 年受地震因素的影响有螺面积回升至 3620m²，2010 年回升至 11 060m²；钉螺密度从 2005 年的 0.064 只 /0.11m² 下降到现在的 0.009 只 /0.11m²；2006—2014 年未发现感染性钉螺（表 4）。

表 4　中江县大田坝村 2005—2013 年及 2014 年汉卿村钉螺监测结果

年份	调查面积（m²）	有螺面积（m²）	活螺数	感染螺数	活螺密度（只 /0.11m²）	感染螺密度（只 /0.11m²）	钉螺感染率（%）	灭螺面积（m²）
2005	309 240	18 070	2052	2	0.064	0.000 06	0.001	18 070
2006	357 010	3770	401	0	0.010	0	0	3770
2007	357 010	600	22	0	0.006	0	0	600
2008	357 010	3620	190	0	0.010	0	0	3620
2009	365 860	8590	390	0	0.010	0	0	8590
2010	365 860	11 060	685	0	0.020	0	0	11 060
2011	365 860	9690	575	0	0.015	0	0	9690
2012	365 860	7690	346	0	0.010	0	0	7690
2013	365 860	3190	169	0	0.005	0	0	3190
2014	511 170	11 430	522	0	0.009	0	0	11 060

钉螺的环境分布：2005 年沟渠占 66.57%，河流占 20.48%；2006—2009 年以沟渠、河流和水田分布为主，2010 年以河流和沟渠分布为主。2008 年以后河流钉螺所占比例逐步增大（表 5）。

表5　2005—2014 年中江县监测点村不同环境钉螺监测结果

年份	日期环境	河流	沟渠	水田	旱地	塘堰	其他
2005	调查面积（m²）	23 400	54 720	81 900	122 140	3050	24 030
	有螺面积（m²）	3700	12 030	1240	100	0	1000
2006	调查面积（m²）	26 190	62 310	101 310	127 170	3050	36 980
	有螺面积（m²）	2220	1420	100	30	0	0
2007	调查面积（m²）	26 190	62 310	101 310	127 170	3050	36 980
	有螺面积（m²）	300	270	0	30	0	0
2008	调查面积（m²）	26 190	62 310	101 310	127 170	3050	36 980
	有螺面积（m²）	1060	980	1230	350	0	0
2009	调查面积（m²）	30 190	66 860	101 610	127 170	3050	36 980
	有螺面积（m²）	2820	5010	760	0	0	0
2010	调查面积（m²）	30 190	66 860	101 610	127 170	3050	36 980
	有螺面积（m²）	4610	3310	2480	660	0	0
2011	调查面积（m²）	30 190	66 860	101 610	127 170	3050	36 980
	有螺面积（m²）	4640	2670	2080	300	0	0
2012	调查面积（m²）	30 190	66 860	101 610	127 170	3050	36 980
	有螺面积（m²）	3680	2300	1300	410	0	0
2013	调查面积（m²）	30 190	66 860	101 610	127 170	3050	36 980
	有螺面积（m²）	1400	930	660	200	0	0
2014	调查面积（m²）	10 440	57 040	197 910	229 150	13 030	3600
	有螺面积（m²）	1110	5850	3540	630	260	40

四、讨论

　　2004 年因发生急性血吸虫病对该地区开展血吸虫病流行病学调查，证实大田坝村是新的血吸虫病流行区，建点初期血吸虫病疫情较重。结合我县的防治工作，特别是血吸虫病传播控制达标项目，我县开展了连续大规模的药物泥糊灭螺和喷洒灭螺、人畜扩大化疗，和农业、林业、水利和畜牧部门的血防综合治理，取得显著的成效。通过大田坝村 6 年的监测发现，该村的血吸虫病各项疫情指标显著下降。主要反映在：有螺面积大幅下降，有螺面积从 2005 年的 18 070m² 下降到 2007 年的 600m²，下降了 99.63%，受地震因素的影响，2008 年有螺面积 3620m²，是震前的 6 倍，2010 年有螺面积 11 060m²，是震前的 18 倍。连续 5 年无感染钉螺。居民感染率由 2004 年首次流行病学调查的 10.12% 下降至现在的 0 感染率。耕牛感染由 2005 年的 5.97% 下降至现在的 0 感染率。这说明在新发现的血吸虫病重流行区，通过大力开展的查灭螺、人畜普治和血防综合治理，能有效地控制和降低血吸虫病疫情。

　　中江县是国家血吸虫病防治工作重点项目县，2006 年达到了血吸虫病传播控制标准。虽然大田坝村目前未发现患者、病牛和感染性钉螺，但是点内地形复杂，灭螺难度大，耕牛交易频繁，外出打工人员较多，输入血吸虫传染源的可能性大，所以大田坝村的要继续开展监测和巩固工作。震后有螺面积大幅度回升，加上血清学阳性率仍然较高，应引起重视，可以结合相关资料进一步做分析研究。大田坝监测点是一个孤立的新疫区，对于研究新的历史条件下血吸虫病防治是一个很好的模型。

现新确定富兴镇汉卿村监测点为中江县历史实流行最重的村，通过监测可以反映出重流行村的疫情动态，为下一步防治工作制定科学规划。

2005—2014 年四川省涪城区血吸虫病监测点疫情报告

绵阳市涪城区血吸虫病防治站

为全面了解血吸虫病在丘陵地区的流行动态、影响因素及防治工作现状，预测流行趋势，科学制定血吸虫病防治措施，评价防治效果。按《全国血吸虫病监测方案》要求，对绵阳市涪城区磨家镇双凤坪村和杨家镇万和村国家血吸虫病流行病学监测点的血吸虫病疫情进行了 5 年调查（2010 年因为绵阳行政区划调整经申报同意后调整万和村），现将结果分析如下。

一、对象与方法

1. 监测点概况　磨家镇双凤坪村位于涪城区西部，为典型的浅丘地区。属亚热带气候，年平均降雨量 764.4mm，地貌为两边丘陵中间夹一条槽沟，稻田主要分布在槽沟内。农村居民收入来自农业、养殖和外出务工；耕种方式主要是牛耕；农作物主要是水稻、小麦、玉米为主；经济作物主要有油菜、花生和蔬菜。总人口 1203 人，常住人口 707 人，外出打工人员较多，变动频繁，该村 8 个社，历史有螺社 7 个，历史有螺面积 133 189m²，历史血吸虫病患者数 518 人，病牛数 88 头，历史晚血患者 1 人。2010 年调整为万和村总人口 1470 人，常住 525 户 946 人，外出打工人员较多，变动频繁。该村 10 个社，历史有螺社 7 个，历史有螺面积 127 050m²，历史患者数 39 人，历史病牛数 76 头，无历史晚血患者。

2. 监测内容与方法

（1）螺情调查：每年 4～5 月份对该村内可疑环境进行环境抽样加系统抽样调查，有螺环境进行系统抽样调查（以 5～10m 设框），捕获框内全部钉螺，并解剖观察，鉴别死活和感染情况。

（2）人群病情调查：每年 10～11 月份对监测点 6 岁以上的全部常住居民采用血清学方法（间接血凝试验 IHA）进行筛查，阳性者以 Kato-Katz 法（一粪三片）进行病原学检查。对点内进行晚期血吸虫病普查，急性血吸虫感染病例进行个案调查。

（3）家畜病情调查：每年 10～11 月对监测点所有耕牛，采用尼龙绢集卵孵化法，或顶管孵化法进行检查（一粪一检）。与人群同步进行。使用 LRH-250G 光照培养箱中（25℃）孵化。

（4）相关因素调查

1）自然与社会因素：包括雨量、气温、自然灾害、人口流动、居民生产生活方式等。

2) 防治措施实施情况：包括药物灭螺和环境改造、查病、治病（化疗）、健康教育、个人防护、改水改厕等。

（5）资料整理：监测点所有资料数据录入计算机，用 Foxpro、SAS8.2 统计分析。

（6）质量控制：对调查螺情、病情专业技术人员按照《全国血吸虫病监测方案》进行培训。在血清学方法及 Kato-Katz 法检查时，由 2 名检验人员共同确定。资料录入中采用 2 次录入。邀请省 CDC 血吸虫病专家组成员现场进行督察和指导。

二、结果

1. 防治措施 人群采用对象治疗，用吡喹酮治疗 IHA 阳性人员；2005 年、2009 年、2011 年对粪检阳性耕牛采用吡喹酮对象治疗，2006 年、2007 年、2008 年、2013 年、2014 年畜牧部门对所有耕牛进行了普遍化疗。对有螺环境用氯硝柳胺进行了药物浸泡、药物泥敷和喷洒等方法灭螺。

2. 螺情 6 年监测中仅于 2005 年捕获阳性钉螺 4 只，3 只分布于沟渠，1 只分布于稻田，其他环境未发现阳性钉螺；有螺面积、有螺框数、活螺数、活螺密度均呈现下降趋势。（表 1）。

表 1 2005—2014 年四川省绵阳市涪城区血吸虫病监测点螺情调查结果

年份	调查面积（m²）	有螺面积（m²）	调查框数	活螺框数	活螺数	感染螺数	活螺密度（只/框）	感染螺密度（只/框）	钉螺感染率（%）	灭螺面积（m²）
2005	118 025	30 985	5982	906	3817	4	0.64	0.0007	0.10	
2006	118 025	6620	5982	291	863	0	0.14	0	0	
2007	118 025	4950	5982	115	348	0	0.06	0	0	
2008	118 025	8720	5982	195	1264	0	0.21	0	0	
2009	118 025	6440	5982	118	768	0	0.13	0	0	
2010	223 834	14 135	4469	509	2350	0	0.53	0	0	
2011	223 834	11 120	4487	510	1908	0	0.42	0	0	
2012	223 834	8540	4587	449	1408	0	0.30	0	0	
2013	22.3834	7855	4172	535	1616	0	0.38	0	0	
2.14	219 514	7810	4140	615	1364	0	0.32	0	0	

注：一框等于 0.11m²

3. 人群病情调查 10 年监测观察，共计查出 26 例感染者，年龄分布在 33～65 岁之间，人群感染率、人群 EPG（每克粪便虫卵数）均呈下降趋势。2005 年与 2009 年人群感染率差异具有统计学意义（$\chi^2=3.97$, $P<0.05$），2009 年感染率低于 2005 年感染率，2010 年后感染率为 0（表 2）。

4. 病例调查 2005—2014 年未出现急性血吸虫病患者。2005—2014 年未发现晚期血吸虫病患者，也无历史遗留晚期血吸虫病患者。

表 2　2005—2014 年四川省绵阳市涪城区血吸虫病监测点人群病情调查结果

年份	检查人数	血阳人数	血阳率（%）	粪阳人数	感染率（%）	患者 EPG 几何均数	人群 EPG 几何均数	治疗人数
2005	681	98	14.39	13	1.91	22.50	0.06	96
2006	639	77	12.05	6	1.00	42.06	0.04	75
2007	599	70	11.69	3	0.52	8.00	0.01	70
2008	607	86	14.17	4	0.66	19.08	0.02	86
2009	616	46	7.47	1	0.16	8.00	0.003 574	86
2010	660	18	2.73	0	0	0	0	18
2011	488	10	2.05	0	0	0	0	10
2012	481	12	2.49	0	0	0	0	12
2013	734	15	2.04	0	0	0	0	15
2014	797	11	1.38	0	0	0	0	11

5. 耕牛病情调查　耕牛数量呈稳定下降趋势，涪城区推广实施以机代牛以来，耕牛养殖下降更为明显。2005 年双凤坪发现 4 头阳性耕牛，2006 年、2007 年、2009 年未发现阳性耕牛，2008 年发现 1 头阳性耕牛（孕牛），2011 年万和发现阳性耕牛 1 头（表 3）。

表 3　2005—2014 年四川省绵阳市涪城区监测点耕牛血吸虫病情调查结果

年份	应检头数 黄牛	应检头数 水牛	实检头数 黄牛	实检头数 水牛	阳性头数 黄牛	阳性头数 水牛	阳性率（%）黄牛	阳性率（%）水牛
2005	35	69	33	58	3	1	9.09	1.72
2006	39	66	32	50	0	0	0	0
2007	34	69	21	44	0	0	0	0
2008	31	57	23	42	1	0	4.35	0
2009	3	42	3	42	0	0	0	0
2010	37	2	37	2	2	0	5.41	0
2011	35	1	35	1	1	0	2.85	0
2012	19	2	19	2	0	0	0	0
2013	15	0	15	0	0	0	0	0
2014	8	1	8	1	0	0	0	0

三、讨论

涪城区 2006 年春季达到传播控制标准，通过 10 年的监测，监测点的疫情与该区血吸虫病流行情况一致，能反映该区丘陵型血吸虫病的流行现状、流行趋势及防治工作现状。经过 2005 年、2006 年血防达标工作的大规模灭螺措施，2007 年、2008 年的继续巩固，监测点疫情得到改善，但是 2008 年、2009 年、2010 年各项指标有缓慢上升趋势。有螺面积及活螺密度有所回升，原因是钉螺滋生环境没有根本改变，综合治理未能全面实施，而仅依赖于药物灭螺控制疫情，一旦防治力度削弱疫情将反复。

居民血清学方法（间接血凝试验 IHA）检查阳性率通过 2005 年、2006 年大规模灭螺，下降明显，但 2008 年居民感染率缓慢回升。感染率与血吸虫病防治力度密切相关，感染人群都是在家务农的 30 岁以上的人群，这部分人群是今后防治工作的重点之一。

随着农村以机代牛的推广，耕牛数量在逐步减少，2008 年比 2007 年减少 15 头，下降率 14.6%。10 年共计查出阳性耕牛 5 头，耕牛感染率（1.54%～4.4%），提示以机代牛工作还有待进一步推广及在丘陵型的使用现状。

从监测结果分析，涪城区血吸虫病传播和流行已控制在一定水平。同时钉螺滋生的环境并未根本改变，耕牛仍是主要耕作工具，耕种习惯的延续，血吸虫病流行的自然因素和社会因素存在，提示血吸虫病防治是一项"长期性、艰巨性、反复性"的工作。应进一步做好血吸虫病监测和以传染源控制为主的血吸虫病综合治理等巩固防治工作，防止血吸虫病疫情回升。

2005—2014 年四川省东坡区血吸虫病监测点疫情报告

眉山市东坡区血吸虫病防治站

为及时掌握血吸虫病流行现状,疫情动态变化,为制定血吸虫病防治规划和决策提供科学依据。根据《全国血吸虫病监测方案》和《四川省血吸虫病监测实施方案》,按照方案要求开展了 2005—2014 年血吸虫病监测工作,现将监测结果报告如下。

一、内容和方法

1. 螺情监测　每年春季对该村现有螺面采用系统抽样调查方法 10m 一框设框调查;对可疑环境采用环境抽样,若发现钉螺,以系统抽样调查,检获框内所有钉螺并用压碎镜检法进行观察,鉴别钉螺死活和感染情况。

2. 人、畜病情监测　每年 11 月对该村 6 岁以上村民采用(IHA)4 个滴度(5、10、20、40)进行筛检。1/10 以上(含 1/10)出现阳性反应者作为阳性,阳性者采用改良加藤法(Kato-Katz 法)进行病原学检查(一粪三片);同时对该村到过有螺地带放牧的耕牛采用顶管孵化法(一粪一检)进行粪检。

3. 人、畜治疗　2005—2006 年对接触疫水的居民,每年 5 月和 11 月采用吡喹酮 40mg/kg 顿服,2007—2014 年,每年 11 月份对该村 IHA1/10 以上(含 1/10)阳性的村民采用吡喹酮 40mg/kg 顿服。

4. 相关因素调查

(1)自然与社会因素:包括雨量、气温、自然灾害、人口流动、居民生产、生活方式等。

(2)防治措施实施情况:包括查螺、药物灭螺和环境改造、查病、治病(化疗)、健康教育、个人防护、改水改厕等。

(3)急、晚血调查:对监测点内当年发生的急性血吸虫病患者进行个案调查。每年 11 月对该村新发疑似晚血患者进行排查,按要求对新发晚期血吸虫病进行了个案调查。

二、结果

1. 基本情况。秦家镇一里村(原正山口乡一里村)位于川西南边缘的长丘山区,属丘陵地带,海拔高度为 430～600m,人群居住分系单家独户,有 11 个村民小组、350 户,总人口1172 人,耕地面积约 1400 亩,2005 年水稻面积 744 亩,2011 年水稻面积 160 亩,以牛耕方

式为主；水利灌溉以塘、埝和水库的配套渠系为主，次为机电提灌水系。年平均气温 16.0℃
左右，年降雨量为 1000mm 左右。历史上为血吸虫病重疫区，人群感染率最高达 70% 以上，
历史有螺面积 211 430m²。

2. 居民疫情监测结果（表1）

表1　2005—2014 年四川省眉山市东坡区监测点居民血吸虫病监测结果

| 年份 | 检查人数 | 血阳人数 | 血阳率（%） | 粪阳人数 | 患者感染度（EPG） | | 人群感染度（EPG） | | 居民感染率（%） | 治疗人数 |
					算术均数	几何均数	算术均数	几何均数		
2005	557	246	44.20	30	50.67	28.14	2.73	0.20	5.86	246
2006	511	60	11.70	0	0	0	0	0	0	60
2007	508	199	39.17	5	17.60	13.75	0.17	0.03	0.98	199
2008	526	109	20.72	1	0.1468	0.0263	0.034	0.054	0.04	109
2009	535	36	6.72	0	0	0	0	0	0	36
2010	508	71	13.98	0	0	0	0	0	0	71
2011	503	53	10.54	0	0	0	0	0	0	53
2012	514	52	10.12	0	0	0	0	0	0	52
2013	560	76	13.57	0	0	0	0	0	0	76
2014	523	63	12.05	0	0	0	0	0	0	63

＊居民感染率：通过血清学阳性率调整后的粪检阳性率

3. 耕牛疫情监测结果（表2）

表2　2005—2014 年四川省眉山市东坡区监测点血吸虫耕牛粪检结果

年份	2005 年	2006 年	2007 年	2008 年	2009 年	2010 年	2011 年	2012 年	2013 年	2014 年
耕牛检查头数	83	76	78	60	36	14	8	9	10	4
阳性头数	4	3	0	0	0	0	0	0	0	0
阳性率（%）	4.8	3.9	0	0	0	0	0	0	0	0

4. 钉螺监测结果（表3）

表3　2005—2014 年四川省眉山市东坡区监测点不同环境螺情调查结果

年份	调查面积（m²）	有螺面积（m²）	调查框数	有螺框数	捕获活螺数	感染螺数	活螺平均密度（只/0.11m²）	感染螺框出现率（%）	钉螺感染率（%）	灭螺面积（m²）
2005	79 740	32 020	2942	796	11 635	12	3.95	0.0041	0.1031	25 780
2006	79 780	28 950	2622	755	8549	1	3.26	0.0004	0.0117	29 080
2007	78 480	6140	2505	139	566	0	0.23	0	0	5980
2008	78 480	10 470	2544	408	2374	0	0.93	0	0	10 620
2009	78 480	8350	2592	294	2194	0	0.68	0	0	8350

续表

年份	调查面积（m²）	有螺面积（m²）	调查框数	有螺框数	捕获活螺数	感染螺数	活螺平均密度（只/0.11m²）	感染螺框出现率（%）	钉螺感染率（%）	灭螺面积（m²）
2010	78 480	5900	3034	179	936	0	0.31	0	0	5900
2011	78 480	7260	2936	399	2096	0	0.71	0	0	7260
2012	77 480	3560	2565	83	320	0	0.12			3560
2013	77 480	4250	2926	115	704	0	0.24			4250
2014	77 480	5930	2676	147	1032	0	0.38	0	0	5930

5. 急、晚血调查情况（表4）

表4 2005—2014 年四川省眉山市东坡区监测点急（晚）期血吸虫病调查结果

年份	人数			分型			治疗情况		
	急血	晚血	新增晚血	巨脾性	腹水性	结肠增厚性	基本治愈	未治愈	外科手术
2005	0	16	0	11	3	2	8	8	7
2006	0	17	2	11	4	2	8	9	8
2007	0	17	1	11	4	2	8	9	9
2008	0	18	1	11	5	2	8	10	9
2009	0	18	0	11	5	2	8	10	9
2010	0	18	0	11	5	2	8	10	9
2011	0	20	2	11	7	2	8	12	9
2012	0	20	0	11	7	2	8	12	9
2013	0	17	0	11	4	2	8	9	8
2014	0	17	0	11	4	2	8	9	8

三、讨论

该监测点位于四川省血吸虫病重流行区域长丘山区，历史为我区血吸虫病重疫区，从 2005 年起国家血防项目实施 7 年以来，监测结果显示：

1. 人群病情下降显著，达到了国家传播控制标准，且控制成效较稳定。IHA 阳性 2005 年为 44.17%，2014 年为 12.05%，下降 72.72%，粪检阳性，2005 年 30 例，居民感染率 5.9%，2006 年未检出阳性；2007 年 5 例，居民感染率 0.98%，2008 年 1 例，居民感染率 0.19%，2009 年至 2014 年未检出阳性。

2. 有螺面积有所下降，螺密度有所降低，阳性钉螺得到有效控制。2005 年有螺面积为 32 020m²，2014 年为 5930，下降 84.48%。阳性钉螺 2005 年 12 只，2006 年 1 只，2007 年至 2014 年未查见阳性钉螺；活螺框密度，2005 年每框 3.95 只，2014 年为 0.28 只/0.11m²，下降 90.38%；现有钉螺分布主要还是在沟渠，沟渠有螺面积 5050m²，占现有螺面积 5930m² 的 85.16%。

3．耕牛病情前 2 年控制效果不佳，2007 年后控制效果明显且稳定。2005 年粪检阳性 4 头，阳性率 4.8%，2006 年粪检阳性 3 头，阳性率 3.9%，2007 年以后，未查见阳性；耕牛存栏数量也大幅下降，从 2005 年的 83 头下降到 2014 年的 4 头，下降 95.18%，对该类地区控制疫情起到了关键作用。

4．水稻种植面积下降近 80%。从 2005 年的 744 亩，下降到 2014 年的 130 亩；下降 82.53%，群众减少了接触疫水的机会，2005 年至 2014 年新建沼气 250 口，2005 年至 2014 年新建无害化厕所 350 口，这些项目工程的实施改善了疫区群众的卫生环境状况，对人、畜粪便进行无害化处理，打断了血吸虫病及其他寄生虫的传播链，对控制疫情起到了一定作用。

5．加强耕牛这一主要传染源的防治力度。虽然耕牛数量大幅减少，但部分耕牛有时未按要求圈养，仍在有螺地带放牧，应加强推行"以机代牛"措施，以有效控制耕牛这一主要传染源。

6．2014 年现有钉螺面积主要在沟渠。现有螺面积 85% 在沟渠，该类历史重疫区应加强沟渠钉螺综合整治力度，特别是环山堰的硬化，避免沟水渗漏，以消除钉螺滋生环境，避免阳性钉螺产生和有螺面积回升。

监测显示，该类经济欠发达山区，50% 以上户籍人口外出，流动性较大对当地疫情存在很大的影响，应对流动人群采取有效管理和监测。加强对外出务工人员血吸虫病的监测和管理；2007 年查出的 5 例病人有 3 例为 2006 年外出务工未查治人员，其中 2 例省外非疫区，1 例省内疫区，2008 年查出的 1 例病人 2005、2006、2007 年外出未查治，加强晚血患者救治力度，使之得到有效救治，以巩固该类地区传播控制成果。

2005—2014 年四川省仁寿县血吸虫病监测点疫情报告

仁寿县疾病预防控制中心

仁寿县位于四川盆地西南边缘龙泉山脉中下段东西两侧，是天府新区农业大县，人口 160 余万，为丘陵地貌；属于亚热带季风气候，年均气温 17.4℃，年均降雨 1009.4mm；主产水稻、玉米、油菜、枇杷等；地处岷江、沱江两大流域上游，境内有大型水利工程黑龙滩水库，灌溉全县 8 万 hm² 农田和保障 100 多万人口饮用水源的供给。按照《全国血吸虫病监测方案》规定的项目及内容，仁寿县于 2005—2014 年对全国血吸虫病监测点珠嘉镇志气村开展了血吸虫病疫情监测，现将监测结果报告如下。

一、材料与方法

1. 病情监测

（1）人群病情监测：2005—2014 年每年 11 月份对监测点 6 岁以上的全部常住居民采用全国统一的间接血凝试验（IHA）方法进行筛查，2005—2010 年血检阳性者以 Kato-Katz 法（一粪三片）进行病原学检查，2011—2014 年血检阳性者同时以 Kato-Katz 法和集卵孵化法检查。要求血清学和病原学检查受检率均 >90% 和 95%。对当年发现的急性血吸虫病（急血）患者进行个案调查。每年对监测点进行晚期血吸虫病普查，对新发现和现存晚期血吸虫病（晚血）患者进行个案调查。

（2）家畜病情监测：2005—2014 年每年 11 月份在监测村随机抽查在有螺地带敞放的牛、猪、马、羊等家畜各 60 头（不足者全部检查），采用塑料杯顶管粪便孵化法进行检查（一粪三检）。

2. 螺情监测　2005—2014 年每年 5 月对监测点区域内的现有钉螺环境、可疑环境，采用系统抽样结合环境抽样法进行螺情调查。检获框内（每框 =0.11m²）全部钉螺，并采用压碎镜检法解剖观察，鉴别死活和感染情况。

3. 相关因素调查

（1）自然与社会因素：包括水位、雨量、气温、自然灾害、人口流动、居民生产生活方式等。

（2）综合防治措施实施情况：包括查螺、药物灭螺、环境改造、查病、治病（化疗）、健康教育、个人防护、改水改厕等。

4. 资料整理　监测点所有资料、数据录入计算机，用 Excel 软件统计分析。

二、结果

1. 监测点概况 志气村位于仁寿县腹地的珠嘉镇,沱江流域上游的龙水河畔,全村有居民249户,总人口900人,常住人口624人,历史有螺面积48 030m²。全村耕地69.07hm²,其中稻田37.07hm²;主要耕作方式为人工、耕牛、机器结合耕作;居民全部饮用井水。

2. 人畜病情

(1)常住居民监测情况:每年血检受检率均在90%以上,血检阳性率从2005年最高的16.04%下降到2014年的4.19%,下降了73.88%。血检阳性者全部进行粪检,2005年、2006年分别发现3例和6例粪检阳性者,人群感染率为0.53%和1.17%,2005年、2006年患者克粪虫卵数(EPG)几何均数和人群感染度几何均数分别为84.61、0.02和75.42、0.05。2007—2014年未发现粪检阳性者(表1)。

表1 2005—2014年仁寿县志气村常住居民血吸虫病监测情况

年份	应检人数	血检人数	血检率(%)	血检阳性数	血阳率(%)	粪检人数	粪检受检率(%)	粪检阳性数	人群感染率(%)
2005	567	561	98.94	90	16.04	90	100	3	0.53
2006	537	513	95.53	71	13.84	71	100	6	1.17
2007	524	514	98.09	28	5.45	28	100	0	0
2008	523	511	97.71	17	3.33	17	100	0	0
2009	518	505	97.49	20	3.96	20	100	0	0
2010	481	455	94.59	21	4.62	21	100	0	0
2011	627	609	97.13	26	4.27	26	100	0	0
2012	624	605	96.96	25	4.13	25	100	0	0
2013	635	618	97.32	24	3.88	24	100	0	0
2014	610	596	97.70	25	4.19	25	100	0	0

(2)职业分布:2005年粪检阳性者3例均为农民,2006年粪检阳性者5例为农民,1例为学生。感染者主要以50岁以上农民为主,占77.8%(7/9)。

(3)急性感染和晚期血吸虫病患者监测情况:2005—2014年监测点内未发现急性血吸虫病患者和晚期血吸虫病患者。

(4)家畜病情监测情况:2005—2014年分别粪检9头、13头、15头、14头、12头、11头、13头、8头、5头、3头耕牛,除2005年查出2头阳性耕牛(阳性率22.22%)外,未再检出阳性耕牛;因猪全部圈养,故未检查。

3. 螺情 2005年有螺面积为29 770m²,2006年增加到49 420m²,之后逐年下降至2013年的240m²,2014年反弹为3690m²。检获钉螺全部解剖,2005—2014年共解剖20 444只,均未发现感染性钉螺(表2)。2005—2014年查出钉螺主要分布在稻田和沟渠(表3)。

表2 2005—2014年仁寿县志气村钉螺监测情况

年份	调查环境数（个）	调查面积（m²）	有螺环境数（个）	有螺面积（m²）	调查框数	有螺框数	有螺框出现率（%）	捕获活螺只数	活螺密度（只/0.11m²）	感染性螺数	钉螺感染率（%）
2005	121	110 720	62	29 770	2237	885	39.56	11 392	5.093	0	0
2006	128	118 770	81	49 420	2387	669	28.03	2561	1.073	0	0
2007	128	118 770	51	38 040	2387	328	13.74	879	0.368	0	0
2008	128	118 770	48	25 540	2416	244	10.10	530	0.219	0	0
2009	131	126 720	29	11 610	2475	134	5.41	4500	1.818	0	0
2010	128	118 770	29	4770	2416	101	4.18	215	0.089	0	0
2011	128	118 770	5	380	2416	13	0.54	35	0.014	0	0
2012	128	118 770	5	340	2416	9	0.37	14	0.006	0	0
2013	128	118 770	4	240	2416	7	0.29	8	0.003	0	0
2014	128	118 770	9	3690	2416	71	2.94	310	0.128	0	0

表3 2005—2014年仁寿县志气村有螺环境面积分布

年份	河流（m²）	沟渠（m²）	稻田（m²）	旱地（m²）	其他（m²）	合计（m²）
2005	4000	16 060	7440	1620	650	29 770
2006	4000	16 160	21 910	6020	1330	49 420
2007	4000	14 960	16 910	1620	550	38 040
2008	3200	7900	13 190	200	1050	25 540
2009	1000	3800	6510	0	300	11 610
2010	300	1150	2820	100	400	4770
2011	0	180	60	0	140	380
2012	0	0	200	60	80	340
2013	0	0	120	60	60	240
2014	0	1560	580	0	1550	3690

4. 防治工作开展情况

（1）灭螺：每年对查出有螺环境进行氯硝柳胺泥敷或喷洒灭螺，覆盖率100%。

（2）人畜化疗：为确保2015年达到国家传播阻断标准，除2005年只对血阳者90人化疗外，2006—2014年对血阳者及高危人群进行普治，化疗人数分别为512人、504人、511人、500人、455人、605人、601人、615人、592人；每年对所有耕牛全部化疗。

（3）健康教育：2005—2014年共发放血防宣传单、宣传画7425份，毛巾1250条，瓷盅470个，书写宣传标语（固定标语、横幅）24幅，制作血防专栏21期，广播59次。每年保持树立警示牌5个，同时开展2次小学生"四个一"活动。

（4）综合治理措施：志气村把血防工作融入新农村建设，截至2014年底，修建公路5.1km，硬化沟渠5.4km，兴林抑螺林13.3hm²，水改旱7.3hm²，改造钉螺孳生环境26.6hm²；安全饮水井249口；沼气池73口，无害化厕所44座；实施耕牛圈养，以机代牛43台。

三、讨论

2005—2014 年四川省仁寿县志气村血吸虫病监测结果反映，该村血吸虫病疫情总体呈下降趋势，血防工作取得显著成效。这显示实施"以传染源控制为主的综合防治策略"，能够有效控制血吸虫病疫情。

但监测结果亦显示：残存钉螺主要零散分布在沟渠、稻田等重要易感环境，易随水系扩散，引起螺情反复，其他环境有螺面积及占比增大可能与此有关。感染者主要为 50 岁以上农民，这可能与其承担主要农活，自我防护意识不足，因生产、生活接触疫水而感染血吸虫有关。2006—2014 年未再检出阳性耕牛，2007—2014 年未再检出阳性患者，病原学诊断法可能存在漏检，加之未对犬、羊、鼠等其他动物传染源进行监测，其感染率及感染度不得而知，人、畜（耕牛）等传染源不能肯定完全得到消除。沼气池、无害化厕所普及率不高，产业结构调整等环改治理力度还不够。由此可见，该村血吸虫病流行的自然和社会环境因素依然存在，血吸虫病疫情仍有反弹的风险。

因此志气村还需深入实施"以传染源控制为主的综合防治策略"开展血防工作。加强沟渠、田地等重点环境的查灭螺，加强中小学生、留守老人、流动人口等重点人群的健教宣传和查治病；进一步推进无害化厕所、沼气池的建设，提高粪便的无害化处理。完善血吸虫病疫情监测预警系统，除继续做好对人、畜疫情（包括输入性）及流动人员的监测管理外，建议适时开展对犬、羊、鼠等动物的血吸虫感染监测。强化道路修建、沟渠硬化、水改旱、产业结构调整等综合防治举措，彻底改变钉螺孳生环境，以达到最终消除血吸虫对人的危害的目的。

2005—2014年四川省丹棱县血吸虫病监测点疫情报告

丹棱县疾病预防控制中心

为全面及时地了解血吸虫病流行情况,掌握血吸虫病流行规律;为制定血吸虫病防治策略和评价防治效果提供科学依据,根据《全国血吸虫病监测方案》(卫办疾控发〔2005〕74号),在丹棱县桂香村开展血吸虫病监测工作,现将本监测点2005—2014年结果分析如下。

一、基本情况

丹棱县位于四川盆地西南边缘,属丘陵地区,面积448.9km²,海拔450～1142m,年均气温16.6℃,平均年降水量为1232.8mm,年均蒸发量为1005mm,人口16.24万,辖乡镇7个,共76个村/社区。血吸虫病流行乡镇7个,流行村/社区69个。流行村/社区人口15.17万。历史累计有螺面积926hm²,历史累计急性血吸虫病患者37人、慢性血吸虫病患者9276人、晚期血吸虫病患者126人,累计病牛2695头。5个邻县区均为血吸虫病流行区。血防于2005年到达传播控制标准,2012年达到传播阻断标准。

桂香村地处丹棱县中部,属双桥镇辖区。海拔658～910m,村委会所在地东经103.405 25º,北纬29.987 80º。全村耕地面积550亩,其中水田280亩。旱地多在山坡、山顶,几乎为杂树林或成片桑林;稻田多在山下,是主要耕作区。从深丘向浅丘过渡,地理位置相对较高,环境相对独立。一条小河纵贯全村,村内沟渠不多,流水多由土坡流入田间,再由田间流入沟渠。居民居住较为分散,多住在山脚。监测点总人口800人左右,常年外出打工者约20%～30%。耕牛存栏较少,兼用圈养和敞放,由于耕作方式的改变而较少用于耕作。由于产业结构调整和养牛代价太大,耕牛最终被淘汰。水稻、蚕桑、养猪和打工是当地居民的主要收入来源,人均年收入3000多元上升到8000多元。

桂香村历史血吸虫病最高感染率达28.6%,曾有2例急性血吸虫病患者,无晚期患者,历史有螺面积56 700m²。历经多年防治,1993—2002年中人群感染率逐渐降至10%以下。之后继续开展血防工作,努力创建阻断达标。

二、内容与方法

1. 螺情调查 调查全部历史钉螺环境和可疑环境,采用系统抽样和环境抽样方法,每年4～5月进行查螺。捕获框内全部钉螺,并解剖观察,辨别死活和感染情况。

2．人群病情调查　对监测点内 6 岁以上全部常住居民采用 IHA 进行筛查，阳性以 Kato-Katz 法（一粪三片）进行病原学检查。

对监测点内外来流动人口随机调查 30 名，不足 30 名则全部调查。

对监测点当年发生的急性血吸虫病患者进行个案调查。

进行晚期血吸虫病普查，对新发现和现存的晚期血吸虫病患者进行个案调查。

3．家畜病情调查　监测点内随机抽查在有螺地带敞放的牛、羊、猪等家畜各 60 头（不足者全部检查），采用顶管孵化法于 10～11 月进行检查（一粪一检）。

4．气候因子调查　收集当地气候因子，主要是气温和降水量。

三、资料统计分析

监测点所有数据输入计算机，用 Excel 和 FOXPRO 统计分析。

四、结果

1．螺情　调查面积和现有螺面积逐渐稳定，但无新发面积和感染螺。10 年中钉螺平均密度从 2.38 只 /0.11m² 下降到 0 只 /0.11m² 后，再上升到 0.02 只 /0.11m²（表 1）。2011—2013 年春季，监测点未开展灭螺工作。

表 1　四川省丹棱监测点钉螺调查结果（2005—2014 年）

年份	调查面积（m²）	有螺面积（m²）	新发螺面(m²)	调查框数	活螺框数	活螺数	感染螺数	活螺密度（只 /0.11m²）	灭螺面积（m²）
2005	134 310	49 660	0	3462	1298	8239	0	2.38	16 200
2006	208 770	42 130	0	4885	1219	5328	0	1.09	13 850
2007	235 220	54 130	0	5496	1580	8341	0	1.52	13 520
2008	235 220	54 330	0	5272	1580	7957	0	1.51	14 640
2009	235 520	51 440	0	5337	1535	7952	0	1.49	51 440
2010	235 520	51 390	0	5328	1081	6889	0	1.29	51 390
2011	248 520	8940	0	5412	331	2079	0	0.38	0
2012	248 520	0	0	5320	0	0	0	0	0
2013	235 520	2130	0	5272	51	88	0	0.02	0
2014	246 730	1650	0	5281	38	85	0	0.02	52 840

2．居民感染情况

（1）人群受检率：监测点内无流动人口。人群受检率最高为 2012 年的 100.00%，最低为 2013 年的 90.54%（表 2）。

表 2　四川省丹棱监测点居民血吸虫血清学受检率（2005—2014 年）

（检查方法：IHA）

年份	男			女			合计		
	应检人数	实检人数	受检率（%）	应检人数	实检人数	受检率（%）	应检人数	实检人数	受检率（%）
2005	336	297	88.39	326	305	93.56	662	602	90.94
2006	322	311	96.58	306	292	95.42	628	603	96.02
2007	337	323	95.85	331	308	93.05	668	631	94.46
2008	333	309	92.79	333	306	91.89	666	615	92.34
2009	302	293	97.02	327	308	94.19	629	601	95.55
2010	283	271	95.76	312	293	93.91	595	564	94.79
2011	260	241	92.69	298	271	90.94	558	512	91.76
2012	254	254	100.00	298	298	100.00	552	552	100.00
2013	259	236	91.12	312	281	90.06	571	517	90.54
2014	237	221	93.25	297	280	94.28	534	501	93.82

（2）人群检查结果：血检阳性率从 22.09% 下降到 2.99%，居民感染率从 1.50% 下降到 0.00%。已连续 6 年未发现患者（表 3）。

表 3　四川省丹棱县监测点居民血吸虫检查结果（2005—2014 年）

年份	检查人数	血阳人数	血阳率（%）	粪阳人数	感染率（%）
2005	602	133	22.09	9	1.50
2006	603	125	20.73	9	1.49
2007	631	112	17.75	6	0.95
2008	615	98	15.93	5	0.81
2009	601	92	15.31	0	0
2010	564	96	17.02	0	0
2011	512	70	13.67	0	0
2012	552	17	3.08	0	0
2013	517	18	3.48	0	0
2014	501	15	2.99	0	0

（3）年龄与性别分布：粪检阳性在年龄组别中较为分散，20 岁以下发现 1 例，其余分布在 20 岁后，最例数出现在 2005 年 50 岁～组和 2006 年的 60 岁～组中（表 4.1）。50 岁～和 60 岁～组病例 10 人次，占总病例次 29 的 1/3。

表 4.1　丹棱县监测点居民不同年龄组血吸虫粪检阳性病例结果（2005—2014 年）

年龄组	年份									
	2005	2006	2007	2008	2009	2010	2011	2012	2013	2014
5 岁～	0	0	0	0	0	0	0	0	0	0
10 岁～	1	0	0	0	0	0	0	0	0	0
15 岁～	0	0	0	0	0	0	0	0	0	0

年龄组	年份									
	2005	2006	2007	2008	2009	2010	2011	2012	2013	2014
20 岁~	2	2	1	0	0	0	0	0	0	0
30 岁~	0	2	2	2	0	0	0	0	0	0
40 岁~	1	3	1	2	0	0	0	0	0	0
50 岁~	3	2	1	1	0	0	0	0	0	0
60 岁~	2	0	1	0	0	0	0	0	0	0
合计	9	9	6	5	0	0	0	0	0	0

高感染率出现在 2007 年, 20 岁~组 11.11%, 30 岁~组的 7.41%, 60 岁~组 7.14%, 50 岁~组 4.17%(表 4.2)。

表4.2 丹棱县监测点不同年龄组居民血吸虫感染率(2005—2014 年)

年份	不同年龄组感染率(%)							
	5 岁~	10 岁~	15 岁~	20 岁~	30 岁~	40 岁~	50 岁~	60 岁~
2005	0	1.85	0	3.77	0	0.68	3.33	2.90
2006	0	0	0	3.39	1.80	1.94	2.17	0
2007	0	0	0	11.11	7.41	4.00	4.17	7.14
2008	0	0	0	1.90	1.22	1.06	0	0.81
2009	0	0	0	0	0	0	0	0
2010	0	0	0	0	0	0	0	0
2011	0	0	0	0	0	0	0	0
2012	0	0	0	0	0	0	0	0
2013	0	0	0	0	0	0	0	0
2014	0	0	0	0	0	0	0	0

男性、女性的血检阳性率和感染率均呈总体下降趋势(表 5), 但男性比女性的变化要明显。

表5 四川省丹棱县监测点不同性别居民血吸虫粪检结果(2005—2014 年)

年份	男					女				
	检查人数	血阳人数	血阳率(%)	感染人数	感染率(%)	检查人数	血阳人数	血阳率(%)	感染人数	感染率(%)
2005	297	78	26.26	8	2.69	305	55	18.03	1	0.33
2006	311	67	21.54	4	1.29	292	58	19.86	5	1.71
2007	323	57	17.65	2	0.62	308	55	17.86	4	1.30
2008	309	50	16.18	3	0.97	306	48	15.69	2	0.65
2009	293	36	12.29	0	0	308	56	18.18	0	0
2010	271	32	11.81	0	0	293	64	21.84	0	0
2011	241	24	9.96	0	0	271	46	16.97	0	0
2012	254	5	1.97	0	0	298	12	4.03	0	0
2013	236	7	2.97	0	0	281	11	3.91	0	0
2014	221	5	2.26	0	0	280	10	3.57	0	0

（4）村民组分布：监测点有3个村民组，2005—2008年发现有患者。一组每年分别为4例、4例、3例和2例，二组分别为1例、3例、2例和1例，三组分别为4例、2例、1例和2例。

（5）急性和晚期血吸虫病调查：监测点2005—2014年中，未发现急性和晚期血吸虫病患者。

3.家畜感染率调查　点内2005—2009年中有耕牛，每年均粪检，但未发现阳性。2006和2007年均检查敞放狗60只，未检出阳性（表6）。

表6　四川省丹棱监测点家畜血吸虫病感染结果（2005—2014年）

年份	畜别	应检头数	实检头数	阳性头数	阳性率（%）	治疗头数
2005	水牛	9	9	0	0	0
2006	水牛	3	3	0	0	0
	狗	60	60	0	0	0
2007	水牛	3	3	0	0	0
	狗	60	60	0	0	0
2008	水牛	4	4	0	0	0
2009	水牛	4	4	0	0	0
2010	水牛	0	0	0	0	0
2011	水牛	0	0	0	0	0
2012	水牛	0	0	0	0	0
2013	水牛	0	0	0	0	0
2014	水牛	0	0	0	0	0

4.气候因子调查　2005—2014年中，2007年气温较高，但降水较少。2010年8月洪水泛滥，给人民生产生活和螺情均带来了重大影响，其他年份变化不大。

五、讨论

历经多年防控，丹棱县血吸虫疫情达到了有效控制，螺情、病情先呈明显下降趋势，逐渐达到传播控制和传播阻断标准，之后，螺情略有回升。监测结果与该县血吸虫病流行状况基本相符，能反映本县血吸虫病流行趋势。

丹棱属丘陵型疫区，钉螺主要分布在河流两岸和沟渠，其次为田地。钉螺现有螺面积和密度逐年下降，与为达标而进行的大规模灭螺有关。一直未检出阳性钉螺，这与省长丘山区血防综合治理试点项目、世行JRMC科研项目和全县日常开展的血防工作结果一致。从理论上讲，至少在监测前期有患者阶段，阳性钉螺应该存在，但需进一步观测研究。

患者主要分布在20岁~组及以后的年龄组中，区别不明显，估计与参加劳动而接触疫水的机会、外出打工人员结构变化有关，中青年常年外出，农活留给了在家的老人，因而老人中出现了较多病例，50岁~和60岁~组病例10人次，占总病例次29的1/3，呈现较多感染率。前2年中，男女性别血检阳性和感染人数差异较大，与当地历史病情不一致，但总感染人次数较少，需进一步观察。血检阳性出现在高中有以上人群，且民工较多，可能与民工学业相对较高。病人的村民组分布无明显区别,这与历史疫情相近。

本地主要家畜为耕牛、猪和狗。猪几乎是圈养的,狗多是敞放的。未检出耕牛阳性结果,可能至少与以下几点有关:一是耕牛数量太少,最多时仅有 9 头,并逐渐淘汰;二是由于血防工作的加强,耕牛查治病工作力度加大;三是随着农业产业结构调整、免耕法等农业新技术的推广,耕牛数量逐渐减少,且少用于耕作,平时圈养,偶尔敞放,耕牛感染的可能性降低。2005—2006 年对狗开展检查,也未检出阳性,可进一步观察。

监测结果表明:应关注常年参加劳动的人群,特别是留守的务农老人等重点人群;另外,民工也应作为重点监测对象;及时治疗患者,减少耕牛,有效地控制传染源,并辅以适当的灭螺,同时,要大力开展产业结构调整,改变人们的生产生活模式,保护易感人群,以实现"以传染源控制为主"的血吸虫病综合治理之目的;由于监测数据有年度或说是时间差异,为准确掌握流行趋势,有继续开展监测工作的必要。

2005—2014 年四川省西昌市血吸虫病监测点疫情报告

西昌市血吸虫病防治站

西昌市位于四川省西南,横断山脉中部,川滇交界的大凉山区。西昌市川兴镇是山区血吸虫病重流行乡之一,经过几十年反复防治,取得了一定成绩,为了系统、准确地掌握血吸虫病流行动态、流行趋势和防治过程中疫情变化规律,提高防治质量,制定防治策略,科学评价防治对策和效果。经省上专家考察,选择川兴镇新农村为血吸虫病疫情监测点。现将 2005—2014 年西昌市血吸虫病监测结果分析如下。

一、内容与方法

1. 监测点设立　根据西昌市血吸虫病的流行类型和疫情现状,2005 年经四川省专家现场考察后将西昌市川兴镇新农村确定为国家监测点。

2. 人群病情调查

(1) 每年秋季(10～11 月)采用间接血凝试验(IHA)筛查监测点内 6 岁以上的全部常住居民,IHA 试剂检测患者血吸虫抗体;IHA 诊断试剂由安徽省血吸虫病防治研究所生产,中国 CDC 寄生虫病预防控制所统一提供。采集全部 IHA 试验阳性者的粪便,用改良加藤式厚涂片法(Kato-Katz 法)检查(一粪三片)和尼龙绢集卵孵化法检查(一粪三检),其中2005—2010 年单独使用 Kato-Katz。2011—2014 年同时使用两法。

(2) 每年对监测点内发生的急性血吸虫病患者进行个案调查。

(3) 每年进行晚期血吸虫病普查,对新发现的和现存的晚期血吸虫病患者进行个案调查,以后每年对监测点内晚血进行调查核实。

3. 家畜病情调查　以在有螺地带敞放的家畜为监测对象,采用粪便顶管孵化法进行检查(一粪一检)。

4. 螺情调查　每年春季(4～5 月)采用系统抽样和环境抽样方法调查监测点内全部现有钉螺环境(含易感环境和其他有螺环境)、可疑环境。捕获框内全部钉螺,并解剖观察,鉴别死活和感染情况。

5. 相关因素调查

(1) 自然与社会因素:包括雨量、气温、人口流动、居民生产生活方式等。

(2) 防治措施实施情况:药物灭螺和环境改造灭螺、血清阳性者吡喹酮 40mg/kg 顿服治疗和家庭扩大化疗,健康教育,改水改厕及农林水牧等部门综合治理。

二、结果

1. 基本情况　监测点概况：监测点设在西昌市东面的川兴镇新农村，地处邛海湖北面的山间台地，平均海拔 1650m，长 2km，宽 1km，面积约为 2km²。地势北高南低，耕地面积 78.66hm²（1180 亩），均为自流灌溉。年平均气温 17℃，年降雨量约为 1010mm，雨季（5～9 月）占降雨量的 93% 以上，旱季降雨量不足 7%，农作物以水稻和玉米为主，经济作物有大蒜、花卉和蔬菜，总人口为 1000 多人，年人均收入 5500 多元。

2. 人群病情监测

（1）人群感染情况：从 2005 年到 2014 年血检阳性率与粪检阳性率均呈下降趋势，其中血检阳性率从 2005 年的 26.35% 降至 2014 年的 5.52%，其中 2011 年为最低（2.50%），粪检阳性率从 2.57% 降至 0。从年龄段来看，50 岁以上年龄的血检阳性率略高于其他年龄组，并且血检阳性率与感染率基本一致，即血检阳性率高年龄段感染率也相应较高（表1，表2）。

表 1　西昌点 2005—2014 年人群感染率和感染度

年份	检查人数	血检阳性人数	血检阳性率（%）	粪检人数	阳性病人数	感染率（%）	病人几何（EPG）	人群几何（EPG）
2005	778	205	26.35	198	20	2.57	20.43	0.13
2006	779	128	16.43	128	13	1.67	10.66	0.04
2007	739	97	13.13	97	2	0.27	17.89	0.01
2008	722	61	8.45	61	1	0.14	16.00	0.004
2009	670	42	6.27	42	0	0	0	0
2010	700	53	7.57	53	5	0.71	21.21	0.022
2011	679	17	2.50	17	3	0.44	27.72	0.01
2012	702	26	3.70	26	0	0	0	0
2013	675	25	3.70	25	0	0	0	0
2014	525	29	5.52	29	0	0	0	0

表 2　2005—2014 年西昌市血吸虫病监测点不同年龄组人群感染情况

项目	年份	5 岁～	10 岁～	20 岁～	30 岁～	40 岁～	50 岁～	60 岁～	合计
血阳率（%）	2005	13.46	24.22	26.92	25.77	28.57	30.36	31.88	26.35
	2006	6.98	11.36	18.82	18.82	18.97	14.41	25.81	16.43
	2007	8.51	8.64	16.44	11.43	13.76	15.32	24.19	13.13
	2008	2.08	8.97	11.29	7.64	9.38	9.57	7.14	8.45
	2009	0	6.06	3.33	14.20	6.11	8.24	2.84	6.27
	2010	0	1.89	8.00	11.72	10.13	8.41	7.25	7.57
	2011	0	5.31	0	2.61	2.35	1.00	4.41	2.50
	2012	0	0.93	1.14	5.56	6.01	4.30	3.61	3.70
	2013	2.33	5.61	2.47	2.15	3.87	5.13	3.26	3.70
	2014	0	11.22	2.04	5.36	3.23	6.76	5.56	5.52

续表

项目	年份	5岁~	10岁~	20岁~	30岁~	40岁~	50岁~	60岁~	合计
	2005	0.28	1.40	2.98	2.14	2.21	1.48	3.22	2.57
	2006	0	1.11	2.35	0	1.72	1.80	8.06	1.67
	2007	0	0	0	0	0	0	13.33	2.06
	2008	0	0	0	0	0	1.64	0	0.14
感染率(%)	2009	0	0	0	0	0	0	0	0
	2010	0	0	0	0	1.90	0.93	1.45	0.71
	2011	0	2.66	0	0	0	0	0	0.28
	2012	0	0	0	0	0	0	0	0
	2013	0	0	0	0	0	0	0	0
	2014	0	0	0	0	0	0	0	0

（2）2005—2014 年监测点内无急性血吸虫病患者。

（3）2005—2014 年监测点内无晚期血吸虫病患者。

3．家畜血吸虫病感染情况　2005—2010 年对所有在有螺地带敞放的家畜都全部进行检查，共查水牛、马（骡、驴）26 头（匹），均未发现阳性。2010 年后监测点全村无水牛和敞放的家畜。

4．螺情结果

（1）螺情变化：2005 年到 2014 年我市监测点未查出感染性钉螺。查出有螺面积与捕获活螺数均呈逐年下降趋势，有螺面积从 16 240m² 降至 1970m²，下降率为 87.86%。活螺数量从 4247 只降至 186 只，下降率为 95.62%。2005 年至 2007 年有螺面积及活螺数处于一个较高水平，2007 年为了达到传播控制标准，秋季灭螺加大了力度，有螺面积大幅度下降。但 2011 年有一定的反弹，总体呈逐年下降趋势（表3）。

表3　2005—2014 年西昌市钉螺监测结果

年份	调查面积（m²）	有螺面积（m²）	调查框数	活螺数	感染螺数	活螺密度（只/0.11m²）	感染螺密度（只/0.11m²）	钉螺感染率（%）
2005	37 620	16 240	3762	4247	0	1.13	0	0
2006	37 770	15 060	3777	4238	0	1.12	0	0
2007	38 650	13 030	3865	3304	0	0.85	0	0
2008	38 650	4890	3865	442	0	0.11	0	0
2009	38 650	4520	3865	631	0	0.16	0	0
2010	38 650	3920	3865	726	0	0.19	0	0
2011	38 650	6140	3865	1299	0	0.34	0	0
2012	38 650	4430	3865	698	0	0.18	0	0
2013	38 650	4100	3865	579	0	0.15	0	0
2014	38 650	1970	3865	186	0	0.05	0	0

（2）钉螺环境分布：西昌监测点新农村有螺环境主要分布于旱地与沟渠，其次是水田和其他环境。2005—2014 年旱地有螺面积占总有螺面积的 51.58%，沟渠占 42.64%（表4）。

表4 2005—2014 年西昌市血吸虫病监测点不同环境有螺面积

年份	河流（m²）	沟渠（m²）	水田（m²）	塘堰（m²）	旱地（m²）	其他（m²）	合计（m²）
2005	0	6820	580	0	8080	760	16 240
2006	0	7390	450	0	6640	580	15 060
2007	0	5260	410	0	7000	360	13 030
2008	0	2270	120	0	2350	290	4890
2009	0	1610	60	0	2850	0	4520
2010	0	1230	90	0	2540	60	3920
2011	0	2930	200	0	2890	120	6140
2012	0	1810	150	0	2470	0	4430
2013	0	1820	0	0	2280	0	4100
2014	0	650	0	0	1320	0	1970

5. 防治情况 根据监测方案采用人畜对象治疗。春季查螺后对有螺环境及人畜常到的易感环境用氯硝柳胺灭螺。2005 年后我市为了完成达到血吸虫病传播控制标准。加大了防治力度，进行了反复多次灭螺、加大有螺环境的改造，血阳人群治疗及扩大化疗。加强在中小学生和普通群众中开展血防健康知识宣传，提高血防知晓率和行为改变率。

三、讨论

1. 西昌市通过实施血吸虫病综合治理工作，自 2005 年加大防治力度后，全市血吸虫病疫情明显减轻，监测点有螺面积从 2005 年的 16 240m² 下降到 1970m²，活螺平均密度从 1.13 只 /0.11m² 下降到 0.05 只 /0.11m²，未发现感染性钉螺，人群感染率从 2005 年的 2.57% 下降到无病人，无血吸虫病家畜，全市血吸虫病现状与四川省基本一致。

2. 监测点钉螺分布环境主要以旱地、沟渠为主，与当地的其他调查相似。所以旱地、沟渠等环境是控制血吸虫的重点环境，必须加大旱地的药物灭螺和沟渠硬化；同时减少这类环境的疫水接触。加强健康教育，提高血吸虫防护意识，避免血吸虫感染。

3. 检测结果提示，西昌市的血吸虫病疫情已经得到有效控制，但监测点仅是一个较小的区域，应该进一步做好更多区域的疫情监测和巩固工作，加强和周边县的联防联控，做好健康教育，实施人畜同步治疗，管理粪便，控制好血吸虫病传染源，实施血吸虫病综合治理，加大防治力度。巩固已取得的防治成果，确保 2015 年我市如期达到血吸虫病传播阻断标准，全力推进我市 2020 年消除血吸虫病工作深入开展。

2005—2014年四川省德昌县血吸虫病监测点疫情报告

德昌县疾病预防控制中心

德昌县位于四川省西南、安宁河流域中部，川滇交界的大凉山山区，人口约22万，面积2284km²。是血吸虫病重流行县之一，属高山峡谷型血吸虫病流行区，血吸虫病流行于我县11个乡镇。根据《全国血吸虫病监测方案》(卫办疾控发〔2005〕74号)精神，结合德现将2005—2014年德昌县六所乡新河村血吸虫病监测结果分析如下。

一、内容与方法

1. 监测点设立　四川省疾病预防控制中心根据全省血吸虫病流行区类型、历史疫情及流行现状，确定了德昌县六所乡新河村作为大山区血吸虫病监测点。

2. 螺情调查　每年春季(4～5月)采用系统抽样和环境抽样方法调查监测点内全部现有钉螺环境(含易感环境和其他有螺环境)、可疑环境。捕获框内全部钉螺，并解剖观察，鉴别死活和感染情况。

3. 人群病情调查

(1) 病例检测方法：每年秋季(11～12月)采用间接血凝试验(IHA)筛查监测点内6岁以上的全部常住居民，IHA试剂检测患者血吸虫抗体；IHA诊断试剂由安徽省安吉科技有限公司生产，中国疾病预防控制中心寄生虫病预防控制所统一提供。采集全部IHA试验阳性者的粪便，用改良加藤式厚涂片法(Kato-Katz法)检查(一粪三片)和尼龙绢集卵孵化法检查(一粪三孵)检查，发现血吸虫卵或毛蚴为阳性，并计数血吸虫卵。

(2) 个案调查：对监测点内当年发生的急性血吸虫病患者进行个案调查。2005年建点时进行晚期血吸虫病普查，对新发现的和现存的晚期血吸虫病患者进行个案调查。

4. 家畜病情调查　在监测点随机抽查在有螺地带敞放牛、羊、猪、马等家畜各60头(不足者全部检查)，采用尼龙绢集卵孵化法，或顶管孵化法进行检查(一粪一检)。

5. 相关因素调查

(1) 自然与社会因素：包括雨量、气温、人口流动、居民生产生活方式等。

(2) 防治措施实施情况：包括查螺、药物灭螺和环境改造、查病、治病(化疗)、健康教育、个人防护、改水改厕等，农林水牧等综合治理情况。

6. 资料整理　监测点所有资料数据录入计算机，用Excel统计分析。

二、结果

1. 基本情况　德昌县位于四川省西南、安宁河流域中部,隶属于四川省凉山彝族自治州,介于东经 101.54°～102.29°,北纬 27.05°～27.36° 之间,辖区面积 2284km²。地处安宁河谷地带,横断山区康藏高原东缘,地形复杂多样,以中山地貌为主。螺髻山和牦牛山东西对峙,老幼山居中南。安宁河北入南出贯穿全境,沿途有茨达河、老碾河等注入。南与会理、米易县毗连,西至雅砻江和盐源县相望,北接西昌市,东以螺髻山山脊与普格县分界,东南隅与宁南县接壤。六所乡新河村监测点地处德昌东南的山间谷地,平均海拔 1380m,长3.95km,宽约 2km,面积约为 7.9km²,地势西高东低,耕地面积 59.33km²,均为自流灌溉,年平均气温 18℃左右,年平均降雨量 1250mm 左右,雨季(4～10 月)占全年降雨量的 95% 以上,农作物以水稻为主,主要经济作物为水稻、烤烟、早蒜薹、水果、花卉等。监测村总人口 1177 人,长年外出打工者较多,人口流动频繁。人均纯收入从 2005 年的 2200 元增加到2014 年的 4936 元。自 20 世纪 50 年代中期发现血吸虫病以来,历史上村民感染率曾一度高达 42.2%,钉螺感染率 2.0%,至今查出历史病人数为 671 人,历史有螺面积 92 268m²,是我县血吸虫病重流行村之一。德昌县是全国血吸虫病重点项目县,加强了血吸虫病防治力度,并于 2006 年和 2013 年分别达到了血吸虫病传播控制和传播阻断标准。

2. 螺情结果

(1)螺情变化:2005—2014 年监测点有螺总面积呈逐年下降趋势,2005 年 164 400m²下降到 2011 年 6790m²,2012 年以后未查出钉螺,钉螺下降率为 100%,但 2009 年和 2010年有螺面积回升较大。钉螺密度从 2005 年活螺密度 0.63 只 /0.11m²,2011 年下降到 0.09只 /0.11m²,期间钉螺密度也有反复,2007 年最低为 0.01 只 /0.11m²。钉螺感染率 2005 年0.21%,2006 年以后未查到感染性钉螺(表 1)。

表 1　2005—2014 年德昌县新河村血吸虫病监测点钉螺调查结果

年份	调查面积(m²)	有螺面积(m²)	感染螺面积(m²)	调查框数	活螺框数	捕获螺数	活螺密度(只 /0.11m²)	感染螺数	钉螺感染率 /%
2005	970 130	164 400	4500	9059	576	5700	0.63	12	0.21
2006	987 630	50 400	0	9740	105	422	0.04	0	0
2007	986 630	49 900	0	9331	66	114	0.01	0	0
2008	986 630	82 400	0	10 352	130	335	0.03	0	0
2009	1 026 630	164 500	0	9177	175	1053	0.11	0	0
2010	1 026 630	129 900	0	8146	126	646	0.07	0	0
2011	1 026 630	6790	0	5718	109	522	0.09	0	0
2012	1 026 630	0	0	4557	0	0	0	0	0
2013	1 026 630	0	0	5685	0	0	0	0	0
2014	1 026 630	0	0	9165	0	0	0	0	0

(2)钉螺环境分布:德昌县钉螺分布环境复杂,钉螺主要分布在沟渠、稻田、旱地、水塘、烂泥田、林园等多种环境,建点初期 2005 年钉螺主要分布在沟渠,占 52.74%,烂泥田和

林园占 30.90%，水田占 8.09%，旱地占 6.45%，堰塘占 1.82%；随着防治工作的推进，特别是环境改造和药物灭螺的实施，有螺面积和钉螺密度下降的同时，钉螺分布的环境也发生了很大的变化，2011 年钉螺主要分布在烂泥田和林园，占 44.18%，沟渠占 22.68%，水田占 14.73%，旱地占 19.99，堰塘占 4.42%。建点初期钉螺主要分布在沟渠，防治后主要在烂泥田和林园。

仅在 2005 年发现 12 只感染性钉螺，其中沟渠 8 只，烂泥田和林园占 2 只，水田 1 只，塘堰 1 只，感染性钉螺分布与钉螺分布环境基本一致。沟渠、烂泥田是德昌县的主要感染场所，也是最重要的易感环境。

3．人群血吸虫病情

（1）人群血吸虫感染情况：新河村监测点人群血清血吸虫抗体阳性率逐年下降，从 2005 年的 22.34% 下降到 2014 年的 5.11%，下降幅度为 77.13%。人群血吸虫感染率也呈下降趋势，从 2005 年的 2.21% 下降到 2008 年的 0.18%，2009 年以后未发现血吸虫病患者（表 2）。人群血清阳性率和感染率相关关系明显（$R=0.982$，$P<0.05$）。2005—2008 年的粪检阳性均有儿童、学生感染，说明当地存在新感染情况。总体看血阳率以青壮年人群较高，但少数年度儿童、老人较高。2005—2008 年人群感染度（EPG）分别为 0.072、0.034、0.011、0.004，感染度也呈下降的趋势（$t=4.175$，$P<0.05$）。

表 2　2005—2014 年德昌县新河村血吸虫病监测点人群血吸虫感染情况

年份	血检人数	血检阳性人数	血检阳性率（%）	粪检人数	粪检阳性人数	感染率（%）
2005	725	162	22.34	162	16	2.21
2006	505	59	11.68	59	4	0.79
2007	538	27	5.02	27	2	0.37
2008	559	42	7.51	42	1	0.18
2009	681	38	5.58	38	0	0
2010	685	50	7.30	50	0	0
2011	639	45	7.04	45	0	0
2012	774	71	9.17	71	0	0
2013	548	26	4.74	26	0	0
2014	685	35	5.11	35	0	0

（2）病例调查：2005—2014 年德昌县新河村监测点，未出现急性血吸虫病患者和晚期血吸虫病患者。

4．家畜血吸虫病感染情况　新河村大家畜以牛、猪、狗为主，耕牛时有敞放现象，猪均为圈养，狗为拴养。耕牛存栏数逐年下降，从 2005 年耕牛存栏 78 头下降到 2014 年的 20 头，每年检查全部的耕牛，2005 和 2006 年发现血吸虫病牛，感染率分别为 2.56% 和 1.35%，2007 年以后未发现血吸虫病牛（表 3）。

5．防治措施

（1）灭螺对当年查出的有螺环境，采用氯硝柳胺在春、秋两季各灭螺一次。

（2）化疗在每年的 11 月进行，对血清 IHA 阳性及粪检阳性者，用吡喹酮两日疗法进行治疗。同时积极配合当地畜牧部门，对当年查出的病牛及经常到有螺地带放牧的耕牛，采取人畜同步的方法进行化疗。

表3　2005—2014 年德昌县新河血吸虫病监测点耕牛感染情况

年份	存栏数	检查数	阳性数	感染率(%)
2005	78	78	2	2.56
2006	74	74	1	1.35
2007	56	56	0	0
2008	52	52	0	0
2009	48	48	0	0
2010	38	38	0	0
2011	23	23	0	0
2012	15	15	0	0
2013	13	13	0	0
2014	20	20	0	0

（3）健康教育：通过开展全民健康教育工作，提高疫区广大人民群众对血吸虫病防治的认识，养成良好的生活习惯和自我防护意识，提高参与血防查、治病工作的积极性。形式多种多样有加强群众培训宣教、发放血防宣传画、明白卡、血防宣传手册、血防宣传用品，观看血防图片展、村广播进行血防宣传、出血防专栏板报、书写永久性血防标语。

（4）综合防治：建沼气池、打压井、耕牛圈养、以机代牛，控制传染源，减少人畜粪便污染。在血吸虫病流行区域进行烟、丝、糖、水果、花卉及下湿田改造等农业产业结构调整、沟渠硬化工程、环改灭螺、新建花卉基地，改变了该村钉螺孳生环境，达到了降低和消灭钉螺的目的。

三、讨论

2004—2015 年全国加强血吸虫病防治工作，德昌县为全国血吸虫病综合治理重点项目县，2005 年以来国家、省、州和地方财政投入大量的血防经费，部门配合，综合治理，控制传染源，德昌省血防工作取得了较大的进展，2006 年达到了血吸虫病传播控制标准，2013 年达到了血吸虫病传播阻断标准。德昌县新河村连续 10 年的监测显示，血吸虫病疫情呈大幅度下降趋势，与全县和全省的血吸虫病达标工作进展一致。

2005—2014 年监测点钉螺面积、钉螺密度、钉螺感染率呈逐年下降趋势，2012 年以后未查出钉螺，仅 2005 年发现了感染性钉螺。人群血清血吸虫抗体阳性和血吸虫感染率逐年下降，2009 年以后未发现血吸虫病患者。监测点是德昌县血吸虫病防治的缩影和窗口，监测结果反映了全县的血吸虫病变化形式。部分年度血阳率、螺情有一定的反复，全省血吸虫病传播阻断地区也存在类似情况，提示需要继续开展血吸虫病监测和防治工作。

德昌县钉螺环境复杂，钉螺和感染性钉螺主要分布在沟渠、烂泥田、林园等环境，这就是德昌县血吸虫病的主要易感环境，同时提示沟渠、烂泥田、林园等环境是灭螺的重点环境，这些结果和全省其他调查基本一致。部分年度儿童、老人的血阳率和感染率较高，提示我们加强儿童和老人的防治工作。家畜存栏数逐年下降，2014 年仍有 20 头耕牛，并有敞放的习惯，牛是丘陵和高山型疫区的主要传染源，要加强耕牛防治工作，最好以机代牛；有资料显示部分山丘地区狗为重要的保虫宿主,建议做好其他动物宿主的监测工作。

　　德昌县属大山区血吸虫病重流行县,这里气候温和,雨量充沛,非常适合血吸虫病流行,防治成绩主要是通过吡喹酮化疗控制人畜病情,氯硝柳胺控制钉螺所取得的,血吸虫病流行的自然因素和社会因素并未彻底改变,血吸虫病死灰复燃的可能仍然存在。德昌县要继续贯彻落实血吸虫病防治条例,控制管理好血吸虫传染源,加强血防综合治理,彻底改变钉螺孳生环境,做好血吸虫病监测工作,巩固已取得的血吸虫病传播阻断的成果,向消除血吸虫病而努力。

2010—2014 年四川省邛崃市血吸虫病监测点疫情报告

邛崃市疾病预防控制中心

为掌握血吸虫病疫情动态,了解流行规律和影响因素,为制定防治对策和考核防治效果提供科学依据,2010 年在邛崃市回龙镇榆树村设立四川省血吸虫病疫情监测点,按照《全国血吸虫病监测方案》及其《全国血吸虫病监测操作手册》的要求,已连续 5 年在邛崃回龙榆树村开展螺情、病情、家畜及相关因素等监测工作,现将 2010—2014 年监测结果报告如下。

一、对象与方法

1. 人群病情调查　监测点内全体居民逐一登记,10 月用间接血球凝集试验(IHA)筛查 6 岁以上全部常住居民,IHA 阳性者采集粪便标本,用 Kato-Katz 法(1 粪 3 片)和集卵孵化(一送三检)检查。

对点内晚期血吸虫病患者及当年急性血吸虫病患者进行个案调查。

2. 家畜病情调查　对点内敞放的家畜全部登记,10 月用顶管孵化法检查(1 送 3 检)。

3. 螺情调查　春季调查点内现有钉螺环境以及可疑环境,捕获钉螺用压碎法解剖,计算活螺密度和感染率等。

4. 相关因素调查　收集雨量、气温、自然灾害、人口流动、居民生产生活方式等相关资料,并记录查治病、查灭螺、健康教育等防治措施实施情况。

二、结果

1. 基本情况　回龙镇榆树村位于邛崃市东南部,属丘陵地带,海拔 645～936m。村委会所在地东经 103.883 61°,北纬 30.453 06°,村委会距邛崃市区 40km,四季气候明显,年平均气温 22℃,年降雨量 1000mm 左右。全村辖 19 个村民组,总户数 1178 户,总人口 3502 人,总耕地面积 331.226hm^2(其中水田 207.482hm^2、旱地 123.73hm^2)。榆树村的第 2、3、4、5、6、7、9、11、12 等 9 个组确定为省级血吸虫病监测点。监测点农村劳动力 1021 人,其中常年外出务工 152 人。2014 年全村工农业总产值 2 7585 500 元,(其中农业收入 20 6000 元;畜禽业收入 545 600 元);外出劳务收入 751 600 元,占全村工农业总产值的 2.71%,人均年纯收入 8580 元。主要农作物有水稻、玉米、红苕、油菜等,经济作物有海椒、蔬菜为主,畜牧业以鸡、鸭、生猪饲养为主。辖区内有企业9家。

2．病情监测

（1）人群受检率：从2010年受检率71.71%提高至2014年90.68%，人群受检率提高了19.97%。从年龄组分析，40岁～血检率最高，6岁～组血检率最低为0.00%。

（2）居民感染情况：2010—2014年，监测点居民血检阳性率从2010年的8.01%下降至2014年的3.93%，总体呈下降趋势。血阳人员主要分布在30岁～组及以后的年龄组中，30岁～组到60岁～组人群血阳呈上升趋势（图1），估计与参加劳动而接触疫水的机会、外出打工人员结构变化有关，中青年常年外出，农活留给了在家的老人，因而老人中出现了较多血阳人员。血阳人员粪检，粪检阳性率均为0%（表1）。

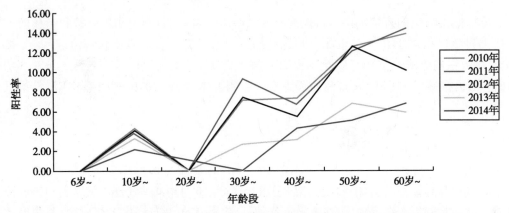

图1　2010—2014年四川省邛崃市榆树村监测点居民各年龄段血清阳性率特点和差异

（3）急性及晚期血吸虫病监测：2010—2014年监测点内未出现急性血吸虫病患者，点内现存晚期血吸虫病1例。

（4）耕牛感染情况：监测点内家畜以水牛为主，2010年点内耕牛数为5头。2010—2014年家畜存栏数呈逐年下降，点内多数村民小组均完成了以机代牛工作。现点内仅存栏4头，每年均进行检查，5年来耕牛血吸虫病感染率都为0%。

3．螺情　2010—2014年，监测点有螺面积、活螺平均密度均呈下降趋势。其中，有螺面积从2010年48 800m² 下降到2014年的25 050m²，下降率为48.66%，且无新发有螺面积。平均活螺密度为从2010年的0.66只/0.11m² 下降到2014年的0.42只/0.11m²。下降率为36.36%。5年均未发现感染性钉螺。

钉螺分布环境复杂，但有螺面积主要分布在沟渠和水田，其次是旱地等。2010年沟渠、水田和旱地分别占53.97%、31.02%、15.00%，到2014年沟渠、水田和旱地分别占52.49%、28.74%、18.76%。5年来各环境有螺面积都在逐年下降，但各类环境有螺面积相对构成比变化不大。

2014年钉螺调查面积424 300m²，有螺面积25 050m²，调查框数7854框，，平均活螺密度为0.42只/0.11m²，未发现感染性钉螺。各类环境中以沟渠有螺面积最大，旱地密度最高。对易感地带27 000m² 进行了药物喷洒和黑色地膜覆盖灭螺（表2）。

表 1 2010—2014 年四川省邛崃市榆树村监测居民血清阳性率

年龄段	2010 年			2011 年			2012 年			2013 年			2014 年		
	检查人数	阳性数	阳性率(%)	检查人数	阳性数	阳性率(%)	检查人数	阳性数	阳性率(%)	检查人数	阳性数	阳性率(%)	检查人数	阳性数	阳性率(%)
6 岁~	4	0	0	26	0	0	20	0	0	18	0	0	6	0	0
10 岁~	96	4	4.17	107	4	3.74	97	4	4.12	93	3	3.23	94	2	2.13
20 岁~	74	1	1.35	69	0	0	78	0	0	90	0	0	103	1	0.97
30 岁~	85	6	7.06	65	6	9.23	81	6	7.40	78	2	2.56	62	0	0
40 岁~	166	12	7.23	164	11	6.71	199	11	5.52	196	6	3.06	188	8	4.26
50 岁~	137	17	12.41	141	17	12.06	135	17	12.59	149	10	6.71	158	8	5.06
60 岁~	87	12	13.79	84	12	14.29	118	12	10.16	170	10	5.88	177	12	6.78
合计	649	52	8.01	656	50	7.62	728	50	6.86	794	31	3.90	788	31	3.93

表 2 2014 年四川省邛崃市榆树村监测点螺情调查结果

环境名称	调查面积(m²)	有螺面积(m²)	新发现有螺面积(m²)	感染性钉螺面积(m²)	调查螺框数	活螺平均密度(只/0.11m²)	感染螺框出现率(%)	钉螺感染率(%)	感染螺平均密度(只/0.11m²)	灭螺面积(m²)
沟渠	162 400	13 150	0	0	5126	0.3833	0	0	0	16 400
水田	204 400	7200	00	0	1896	0.4515	0	0	0	8350
塘堰	3000	0	0	0	48	0	0	0	0	0
旱地	54 500	4700	0	0	784	0.6582	0	0	0	5200
合计	424 300	25 050	0	0	7854	0.4249	0	0	0	29 950

三、讨论

2010—2014 年来,邛崃市血吸虫病监测点疫情结果表明:我市血吸虫病已控制在低流行状态,监测点居民和家畜感染率均为 0,有螺面积大幅下降。邛崃血吸虫病综合防治工作经过多年的努力,投入大量的人力、物力和财力,积极开展"查病治病、查螺灭螺、改水改厕,采取水利、农业、林业等综合防治措施,以及血防健康教育"等血吸虫病综合治理措施。并于 2013 年达到国家血吸虫病传播阻断标准。

经过多年防控,邛崃市血吸虫疫情达到了有效控制,螺情、病情先呈明显下降趋势,逐渐达到传播控制和传播阻断标准。

监测结果与我市血吸虫病流行状况基本相符,能反映本地区血吸虫病流行趋势。

邛崃市属丘陵型疫区,钉螺主要分布在沟渠,其次为田地和塘堰。钉螺现有螺面积和密度逐年下降,这与为达标而进行的大规模灭螺有关。

血阳人员主要分布在 30 岁～组及以后的年龄组中,30 岁～组到 60 岁～组人群血阳呈上升趋势。估计与参加劳动而接触疫水的机会、外出打工人员结构变化有关,中青年常年外出,农活留给了在家的老人,因而老人中出现了较多血阳人员。

根据监测结果建议:应关注常年参加劳动的人群,特别是留守的务农老人等重点人群;民工也应作为重点监测对象;及时治疗患者,减少耕牛,有效地控制传染源,并辅以适当的灭螺,同时,要大力开展产业结构调整,改变人们的生产生活模式,保护易感人群。对常年从事农业劳动和外出务工回乡人员要采取丰富多彩的健康教育活动,加强他们的血吸虫病防病知识,自觉改变不良的生产、生活习惯。以实现"以传染源控制为主"的血吸虫病综合治理之目的。

2010—2014 年四川省旌阳区血吸虫病监测点疫情报告

德阳市旌阳区血吸虫病防治站

为全面及时掌握血吸虫病流行现状，疫情动态变化，为制定血吸虫病防治规划和评估防治效果提供科学依据，根据《全国血吸虫病监测方案》和《四川省血吸虫病监测实施方案的》要求，我们于 2010—2014 年对孝泉镇两河村监测点进行了连续 5 年的监测，现将结果报告如下。

一、内容和方法

1. 病情监测

（1）人群病情监测：2010—2014 年每年秋季对监测点 6 岁以上的全部常住居民采用全国统一的间接血凝试验（IHA）方法进行筛查，血检阳性者同时以 Kato-Katz 法（一粪三片）和集卵孵化法检查。要求血清学和病原学检查受检率均 >90% 和 95%。对当年发现的急性血吸虫病患者进行个案调查。每年对监测点进行晚期血吸虫病普查，对新发现和现存晚期血吸虫病患者进行个案调查。

（2）家畜病情监测：2010—2014 年每年秋季在监测村随机抽查在有螺地带敞放的牛、猪、马、羊等家畜各 60 头（不足者全部检查），采用塑料杯顶管粪便孵化法进行检查（一粪三检）。

2. 螺情监测　2010—2014 年每年春季对监测点区域内的现有钉螺环境、可疑环境，采用系统抽样结合环境抽样法进行螺情调查。检获框内（每框 =0.11m²）全部钉螺，并采用压碎镜检法解剖观察，鉴别死活和感染情况。

3. 相关因素调查

（1）自然与社会因素：包括水位、雨量、气温、自然灾害、人口流动、居民生产生活方式等。

（2）综合防治措施实施情况：包括查螺、药物灭螺、环境改造、查病、治病（化疗）、健康教育、个人防护、改水改厕等。

4. 资料整理　监测点所有资料、数据录入计算机，用 Excel 软件统计分析。

二、结果

1. 监测点概况。旌阳区地处成都平原东北部边缘，东邻中江县，西连绵竹和什邡市，北接罗江县，南靠广汉市。辖区面积 648km²，海拔高度 457～764m。以绵远河为界，以西为平原，以东为丘陵，分别占全区面积的60%和40%。全区耕地35.2万亩，林地22.06万亩，分别占全区面积36.2%和22.7%。旌阳区平坝区灌溉渠系纵横交错、雨量充沛、气候温暖湿润、土壤酸碱度适中，十分适宜钉螺孳生繁殖，旌阳区是四川省历史上血吸虫病最重流行区。历史上全区12个乡镇、3个街道办的126个行政村流行血吸虫病，历史累计有螺面积895.73hm², 患者5.53万人，病牛2.65万头。

监测点两河村位于旌阳区平坝地区，与绵竹市孝德镇毗邻，全村有6个村民小组，757户，总人口1627人，常住人口1067人，耕地面积1627亩，以水稻、小麦、油菜为主要经济作物，水利以人民渠支渠、民堰为主；该村属旌阳区平坝型血吸虫病重流行区，有历史患者476人。

2. 人群病情监测

（1）监测点内6岁以上常住人口为血检对象，2010—2014年受检率均达到90%以上，实际检查人数在520~716人之间，血检阳性率在1.69%~4.56%之间，血阳者全部进行粪检，未发现血吸虫病人。监测前期学生（10岁~年龄组）、壮年老年（30岁~、40岁~、50岁~、60岁~年龄组）血检阳性率较高，监测后期血阳人群主要集中在壮年老年（30岁~、40岁~、50岁~年龄组），壮年（40岁~、60岁~年龄组）血检阳性率较高（表1）。

表1　2010—2014年德阳市旌阳区两河村监测点不同年龄组人群血检阳性率

年份	6岁~	10岁~	20岁~	30岁~	40岁~	50岁~	60岁~	合计
2010	0	2.33	0	2.36	2.92	0.61	1.27	1.69
2011	0	0	0	0	5.34	7.14	7.91	4.56
2012	0	1.89	0	2.59	1.53	3.33	0.71	1.82
2013	0	0	0	0	3.97	5.69	3.03	3.26
2014	0	0	0	0	1.72	2.73	1.75	1.91

（2）急性感染和晚期血吸虫病患者监测情况：2010—2014年监测点内无急性血吸虫病发生，全村无新发的晚期血吸虫病患者。

3. 家畜病情监测情况　2010—2014年监测村无耕牛；因猪全部圈养，故未检查。

4. 螺情监测　在5年监测中，钉螺面积由2010年的30 488m²下降到2014年13 180m²，下降了56.77%，未查出阳性钉螺（表2）。钉螺密度从0.271只/0.11m²下降到0.034只/0.11m²，下降了87.45%；监测点地区成都平原，全村主要环境为沟渠、水田、堰塘、旱地等，钉螺仅分布在沟渠环境（表3）。

表2　2010—2014年德阳市旌阳两河村监测点钉螺监测结果

年份	调查面积（m²）	有螺面积（m²）	调查框数	活螺框数	活螺数	感染螺数	活螺密度（只/0.11m²）	灭螺面积（m²）
2010	862 620	30 488	9384	486	2543	0	0.271	61 216
2011	732 080	9608	9124	89	200	0	0.022	20 680
2012	102 270	17 890	7875	90	256	0	0.0325	51 295
2013	107 000	19 420	8419	108	311	0	0.036	49 859
2014	821 830	13 180	6705	86	229	0	0.034	49 230

表3　2010—2014 年德阳市旌阳区两河村监测点钉螺环境分布情况

年份	沟渠	水田	塘堰	旱地	合计
2010	30 488	0	0	0	30 488
2011	9608	0	0	0	9608
2012	17 890	0	0	0	17 890
2013	19 420	0	0	0	19 420
2014	13 180	0	0	0	13 180
下降率(%)	56.77	0	0	0	56.77

5. 防治措施

（1）传染源控制措施：人群化疗每年对血检阳性者进行治疗，采用吡喹酮 60mg/kg，2 日疗法。

家畜防治每年对所有耕牛全部化疗。在农业耕种方面，该村实现了无耕牛耕种，实行以机代牛，先后购进耕整机 60 台。

粪便管理建立了沼气无害化厕所 409 口。

（2）钉螺控制措施：每年查螺结束后，对发现有螺的沟渠、田地等环境在清除杂草后，采用氯硝柳胺进行喷洒、泥敷和覆膜灭螺，灭螺覆盖率 100%。

实施血防部门项目，改造钉螺孳生环境。农业、水利部门实施硬化改造有螺沟渠，沟渠基本上都得到了硬化，共改造沟渠 76 条，消灭钉螺 41 655m^2。林业部门实施兴林抑螺、改造沙滩地、扩大防洪林等项目，改造钉螺孳生地 18 亩，退耕还林 48 亩。

（3）健康教育：每年采取标语、宣传栏、发放宣传单、宣传用品、广播宣传等形式对该村居民进行血吸虫病防治知识健康教育，增强了群众自我保护意识健康的生活方式。2010—2014 年共发放血防宣传单、宣传画 59 万份，宣传实物 2.5 万个（毛巾、瓷盅、文具盒等），书写宣传标语（固定标语、横幅）2160 余幅，制作血防专栏 95 期，广播 1500 次。每年保持树立警示牌 2500 余个，同时开展 380 余次小学生"四个一"活动。

三、讨论

德阳市旌阳区是四川省血吸虫病重流行区，经过 60 多年的防治，2006 年达到国家血吸虫病传播控制标准，2015 年达到国家血吸虫病传播阻断标准。当地一直坚持血吸虫病综合治理，部门配合，通过实施查灭螺、查治病、人畜同步化疗、修建沼气池、农业综合开发、沟渠硬化、建微水池、退耕还林等综合治理干预措施，血吸虫病防治成效显著。2010—2014 年两河村监测结果科学反映我区血吸虫病疫情总体呈下降趋势，表明实施"以传染源控制为主的综合防治策略"，能够有效控制血吸虫病疫情。

德阳市旌阳区孝泉镇两河村通过连续 5 年的监测，人群血清血吸虫抗体阳性率在 1.69%～4.56% 之间，未发现病原学确诊的患者，学生组和老龄组血阳率偏高。螺情有较大幅度下降，有螺面积由 2010 年的 30 488m^2 下降至 2014 年 13 180m^2，下降了 56.77%，钉螺密度从 0.271 只 /0.11m^2 下降到 0.034 只 /0.11m^2，下降了 87.45%；2013 年有螺面积较 2012 年有所回升，尤其是两河村 2 组回升最为明显，追其原因主要是钉螺沿水系扩散造成。该村复杂环境较多，仍有部分杂草丛、沟渠、泉头、堰塘等环境易孳生钉螺，有血清抗体阳性人群存在，还有部分其他家畜存在，血吸虫病流行的自然和社会环境因素并未彻底改变，血吸虫病疫情仍有反弹的风险。

为实现消除血吸虫病的目标，旌阳区应该做好以下的血防工作。首先要坚持血防综合治理，彻底改造钉螺孳生环境，消除血吸虫传染源。二是坚持开展卫生血防常规措施。继续开展多形式的药物灭螺，消灭残存钉螺，当前钉螺主要分布在沟渠环境，这就是灭螺重点环境；2013 年有螺面积的小幅回升，警示我们要防止钉螺随水系扩散；坚持开展人畜查治病，重点抓好中小学生、留守老人等重点人群防治，有效控制传染源。三是建立完善的血吸虫病疫情监测预警系统，开展广泛的血吸虫感染监测；当地都曾有输入（流动）血吸虫病患者，要开展流动人口的主动监测管理，防止输入病例发生；开展血吸虫病突发疫情应急演练。四是开展血吸虫病健康教育工作，加强对中小学生、留守老人、流动人群等血防知识的宣传和行为干预，引导其不接触疫水，提高自觉防范意识和自我保护能力。

2010—2014 年四川省安县血吸虫病监测点疫情报告

安县疾病预防控制中心

安县地处龙门山脉,位于四川盆地西北部,与绵阳市高新区、涪城区、江油市、北川县毗邻,与德阳市、罗江县、阿坝州茂县接壤。辖 18 个乡镇 234 个村 24 个社区,总人口 43.68 万人,辖区面积 1189km²。安县属于四川省血吸虫病重流行县之一,属山丘型血吸虫病流行区。"5·12"地震,安县属于特大地震极重灾县,2010 年安县龙集村的 4、5、6、7、8、9 组被确定为四川省血吸虫病监测点,连续监测 5 年。

一、内容与方法

1. 人群病情监测

(1)每年 10～11 月对监测点内 6 岁及以上的常住居民采用 IHA 试验进行筛查,筛查阳性者同时进行 Kato-Katz 法(一粪三片)及尼龙娟集卵孵化法进行病原学检查。

(2)对监测点内的流动人群开展查病工作,方法同上。

(3)对当年发生的急性血吸虫病患者进行个案调查。

(4)对新发现的和现存的晚期血吸虫病患者进行个案调查。

2. 家畜感染状况监测　以有螺地带敞放的家畜为监测对象,在人群查病的同时,采用塑料杯粪便孵化法(一粪三检)进行检查。

3. 螺情监测　每年春季对该村居民在村庄内及其周边区域的主要生产生活环境的全部有螺环境和可疑环境采用系统抽样结合环境抽样法查螺,框距为 10m。捕获框内全部钉螺,每框一袋分装并记录,并按照环境逐框登记和建卡,用压碎法解剖全部活螺,计算活螺平均密度,了解感染螺情况。

4. 相关因素调查与防治措施

(1)自然因素、社会因素:如水位、雨量、气温、自然灾害、环境改变、人群流动、居民的生产生活方式等。

(2)防治措施实施情况:包括查螺、药物灭螺和环境改造、查病、化疗、健康教育、个人防护、改水改厕传染源综合措施等。

(3)经费投入情况:包括查治病、查灭螺等防治措施投入情况。

5. 统计学分析　资料数据录入计算机,用 Excel 和 SPSS 统计分析。

二、结果

1. 基本情况 龙集村位于安县界牌镇安昌河东岸属平坝村,村委会经度 104.595 83°,纬度 31.522 23°。主要经济来源以农业、畜牧、外出打工为主,村内以种植水稻为主,有水田 1800 亩,水利以微水池机电提浇为主。历史累计患者 536 人,历史晚血患者 3 人,历史累计病牛 27 头,累计历史有螺面积 31 930m²。龙集村监测点内户数逐年增加。常住人口不稳定,估计与外出务工及流动人口有关。家畜存栏数逐年下降,估计与以机代牛等综合治理有关,龙集村自来水覆盖率逐年上升,2013 年显示最高,于监测点内户数增加有关,无害化厕所覆盖率也逐年上升,显示血防综合治理的力度逐年加大(表1)。

表1 2010—2014 年安县血吸虫病监测点基本情况表

年份	总户数	总人口数	常住人口数	人均年收入(元)	耕地面积(亩)	家畜存栏数	历史累计有螺面积(m²)	集中式供水覆盖率(%)	无害化厕所覆盖率(%)
2010	439	1261	638	4520	2600	1994	31 930	91.1	75.5
2011	439	1261	638	4520	2600	1994	31 930	91.1	75.5
2012	446	1260	556	5854	2600	1223	31 930	94.2	83.7
2013	449	1308	507	9200	2600	1223	31 930	93.0	88.0
2014	450	1315	540	9200	1800	1223	31 930	93.0	88.4

2. 人群病情监测

(1)受检率:监测点内 6 岁以上常住人口为血检对象,2012 年、2013 年、2014 年人群受检率在 90% 以上(表2),2010 年、2013 年女性受检率高于男性受检率,2011 年、2012 年男性受检率高于女性受检率,估计与人群外出务工有关。

表2 2010—2014 年四川省安县龙集村监测点居民血检率

年份	女			男			合计		
	应检人数	实检人数	受检率(%)	应检人数	实检人数	受检率(%)	应检人数	实检人数	受检率(%)
2010	232	192	82.76	211	174	82.46	443	366	82.62
2011	273	231	84.62	245	208	84.9	439	518	84.75
2012	258	252	91.6	233	226	97.35	491	478	97.35
2013	262	238	90.84	245	221	90.20	507	459	90.53
2014	283	283	100.00	241	241	100.00	524	524	100.00

(2)感染率:监测点内 6 岁以上常住人口感染率(表3、表4)。

2010 年、2011 年、2013 年居民感染率均为 0,2012 年有 1 例外地感染病例。

血检阳性率前 3 年变化不大,2013 年下降较为明显。

(3)急性血吸虫病:2010—2014 年监测点内无急性血吸虫病发生。

(4)晚期血吸虫病:监测点无现存晚期血吸虫病患者,2010—2014 年未发现新发晚期血吸虫病患者。

表3 2010—2014 年四川省安县龙集村监测点居民血吸虫调查结果

年份	血检人数	血清学阳性人数	血清学阳性率（%）	粪检人数	粪阳人数	粪检阳性率（%）	扩大化疗人数	患者感染度（EPG）算术均数	患者感染度（EPG）几何均数	人群感染度（EPG）算术均数	人群感染度（EPG）几何均数
2010	366	44	12.02	44	0	0	44	0	0	0	0
2011	451	52	11.52	52	0	0	52	0	0	0	0
2012	478	53	10.38	53	1	1.89	53	8	8	0.0105	0.0244
2013	459	18	3.92	22	0	0	22	0	0	0	0
2014	524	37	4.20	37	0	0	37	0	0	0	0

表4 2010—2014 年安县血吸虫病监测点不同年龄组人群感染情况

项目	年份	6岁~	10岁~	20岁~	30岁~	40岁~	50岁~	60岁~	合计
血阳率（%）	2010	0	0	3.70	7.14	12.30	14.86	17.11	12.02
	2011	0	9.09	14.29	5.08	9.52	11.90	11.70	10.02
	2012	12.50	0	6.25	4.17	9.68	18.68	9.77	9.77
	2013	0	0	0	0	2.26	8.18	4.55	3.92
	2014	0	3.23	0	6.38	3.10	3.67	6.71	4.20

（6）耕牛病情：监测点无敞放牛及其他敞放大型家畜。

3. 螺情

（1）螺情变化：在 5 年监测中，未查出阳性钉螺，有螺面积由 2010 年的 23 560m² 下降到 2014 年 1320m²，下降 94.4%（表5）。

表5 2010—2014 年四川省安县龙集村监测点钉螺调查结果

年份	调查面积（m²）	有螺面积（m²）	调查框数	活螺框数	活螺数	感染螺数	活螺密度（只/0.11m²）	感染螺密度（只/0.11m²）	钉螺感染率（%）	灭螺面积（m²）
2010	154 320	23 560	7837	1734	6331	0	0.81	0	0	23 560
2011	100 180	10 430	2399	393	2225	0	0.93	0	0	11 330
2012	154 460	4050	3047	140	849	0	0.28	0	0	8820
2013	154 460	1860	3510	70	266	0	0.08	0	0	6630
2014	168 030	1320	4218	60	213	0	0.05	0	0	3960

（2）钉螺分布：2010—2014 年监测未发现感染性钉螺，钉螺主要分布在沟渠，水田，旱地，塘堰，沟渠占 98.73%，沟渠是全县钉螺的主要分布场所，也是最重要的易感环境，这也和四川省以前的调查一致。

4. 防治工作开展情况 每年对 IHA 1∶5 以上阳性和 Kato-Katz 法虫卵计数阳性者进行治疗，采用吡喹酮 60mg/kg，顿服疗法。对发现有螺的易感环境在清除杂草后，采用氯硝柳胺进行喷洒灭螺。结合项目，在龙集村建有沼气池 900 口。同时每年采取标语、宣传栏、发放宣传单等形式对该村居民进行血吸虫病防治知识健康教育，增强群众自我保护意识健康的生活方式。

表6 2010—2014 年安县血吸虫病监测点不同环境有螺面积

年份	沟渠（m²）	水田（m²）	塘堰（m²）	旱地（m²）	其他（m²）	合计（m²）
2010	20 260	0	600	2700	0	23 560
2011	10 030	400	0	0	0	10 430
2012	3850	200	0	0	0	4050
2013	110	0	0	0	0	1860
2014	1320	0	0	0	0	1320

三、讨论

安县于 2005 年达到传播控制标准，经过在龙集村连续 5 年的监测点的监测结果显示：与安县血吸虫病流行状况基本相符，基本反映了全县的流行现状。

该村以沟渠和旱地环境等为主要钉螺孳生环境，各项螺情指标均有显著下降；有螺面积从 2010 年的 23 560m² 降至 2014 年的 1320m²；无感染性钉螺；居民血吸虫病血检阳性率也处于较低水平，无本地粪阳患者，血吸虫病疫情得到较好控制。

经过多年的查灭螺、人畜同步化疗、农村改水改厕、健康教育和以机代牛等以控制传染源为主的综合防治措施取得了显著成效，该地区将既往以生产水稻耕作为主大部分转变为了以种植蔬菜、果园、花圃为主的生产方式，基本淘汰了既往作为血吸虫病主要传染源的耕牛等大家畜，使得疫区农民接触疫水的频率及时间均大大缩短，有效地降低了血吸虫病感染率。但是该地区人口流动频繁，仍然有外地感染病例的存在，提示既要对本地人群进行监测，也不能忽视对流动人口的监测与管理。从全县的疫情总体分析，我县的血吸虫病传播和流行已控制在较低水平，但是我县的防治成绩主要是通过吡喹酮化疗控制人畜病情，氯硝柳胺控制钉螺所取得的，钉螺的孳生环境等血吸虫病流行的自然因素和社会因素并未彻底改变，血吸虫病死灰复燃的可能性仍然存在。全县要继续贯彻落实血吸虫病防治条例，大力加强健康教育，消除血吸虫传染源，做好血吸虫病监测工作，寻找适合山丘型血吸虫病流行区综合治理的方案，最终达到消除血吸虫病的目标。

2010—2014 年四川省夹江县血吸虫病监测点疫情报告

夹江县疾病预防控制中心

为掌握我县血吸虫病流行现状和疫情变化情况，从 2010 年起，我县中兴镇李嘴村被确定为血吸虫病省级监测点。按照《全国血吸虫病监测方案》和《四川省血吸虫病监测实施方案》要求开展了血吸虫病监测工作，现将 2010—2014 年监测结果报告如下。

一、监测内容和方法

1. 人、畜病情监测　对该村 6 岁以上村民采用间接血凝试验（IHA）筛检；1：≥10 阳性反应者为阳性，阳性者采用改良加藤厚涂片法（Kato-Katz 法）进行病原学检查（1 粪 3 片）。同时对该村到过有螺地带放牧的耕牛，采用塑料杯顶管孵化法（1 粪 1 检）进行粪检。

2. 螺情监测　每年春季对该村现有螺面积采用系统抽样调查方法，间隔 10m 设框调查（每框 =0.11m²），并对可疑环境采用环境抽样调查，若发现钉螺，框内所有钉螺并用压碎镜检法进行观察，鉴别钉螺死活和感染情况。

3. 相关因素调查

（1）自然与社会因素：包括雨量、气温、自然灾害、人口流动、居民生产，生活方式等。

（2）防治措施实施情况：包括查螺、药物灭螺和环境改造、查病、治病（化疗）、健康教育、个人防护、改水改厕等。

4. 晚期血吸虫病人　对晚血患者进行体检，对符合救助条件的晚血患者进行救助。

二、监测结果

1. 基本情况　李嘴村位于中兴镇东北方，东经 103.579 67°，北纬 29.861 06°，属丘陵地区。历史上为血吸虫病重疫区，目前为 5 类村，历史有螺面积 635 380m²，历史累计患者数 862 人，历史累计病牛 118 头。有 8 个村民小组、349 户，总人口数 1184 人，厕所 352 座，其中三格式厕所 136 座，沼气池 50 座。人群生活用水主要为机井，生产用水主要为山塘，林园 2502 亩，可耕面积 927 亩，其中稻田 285 亩，旱地 642 亩，耕作方式以机耕为主，栽秧以人工为主，收割部分机器。年平均气温 16.9℃，年降雨量约 1324.9mm。

2. 人群血吸虫病情

（1）居民感染情况：血清学检查 2659 人次，阳性 97 人，血检阳性率 4.71%，粪检（尼龙绢集卵孵化法、Kato-Katz法）97人，未发现感染患者，居民感染率为0（表1）。

表1　2010—2014年夹江县李嘴村人群血吸虫感染情况

年份	检查人数	血阳人数	血阳率（%）	粪阳人数	感染率（%）	患者感染度（EPG）		人群感染度（EPG）		扩大化疗人数
						算术均数	几何均数	算术均数	几何均数	
2010	608	10	1.64	0	0	0	0	0	0	10
2011	502	17	3.39	0	0	0	0	0	0	17
2012	517	29	5.61	0	0	0	0	0	0	29
2013	530	16	3.02	0	0	0	0	0	0	16
2014	502	25	4.98	0	0	0	0	0	0	25
合计	2659	97	3.65	0	0	0	0	0	0	97

（2）急性血吸虫病患者：2010—2014年监测点未发生急性血吸虫病例。

（3）晚期血吸虫病患者：监测村现存活晚期血吸虫病患者7人，其中巨脾型6例（5例患者已做脾切除），结肠增厚型1例；男性4人，女性3人，最大年龄69岁，最小年龄48岁。定点医院每年对晚血患者开展体检，对符合救助条件者开展救助。

3. 家畜血吸虫病检查　全村主要家畜为耕牛，2010—2014年共检查43头，未查出阳性病牛，耕牛全部圈养。

4. 螺情变化　5年来共查螺736.14hm²，累计完成药物反复灭螺289.64hm²。2010—2011年有螺面积2.98hm²，捕获钉螺450只（2010年272只、2011年178只），镜检未发现阳性钉螺，钉螺密度0.01只/0.11m²之间，2012—2014年均未查获表土钉螺（表2）。

表2　2010—2014年夹江县李嘴村钉螺监测情况

年份	调查面积（m²）	有螺面积（m²）	调查框数	活螺框数	活螺数	感染螺数	活螺密度（只/0.11m²）	感染螺密度（只/0.11m²）	钉螺感染率（%）	灭螺面积（m²）
2010	2 736 790	29 800	18 991	106	272	0	0.01	0	0	688 470
2011	1 462 140	29 800	15 853	76	178	0	0.01	0	0	679 320
2012	1 120 780	0	6209	0	0	0	0	0	0	443 310
2013	1 020 860	0	5962	0	0	0	0	0	0	732 080
2014	1 020 860	0	6143	0	0	0	0	0	0	353 190

三、讨论

该监测点属丘陵地区，历史上为夹江县血吸虫病重疫区，从2004年国家血防项目实施以来，通过综合治理，人群病情及有螺面积、密度下降显著。监测结果显示，2010—2014年监测村血吸虫病感染率均降为0，有螺面积从29 800m²下降为0，钉螺密度从0.11只/0.11m²下降为0，耕牛未检出阳性病牛，各项血吸虫病疫情指标都已达到传播阻断标准。

2013 年 10 月我县经省血防传播阻断达标验收组考核,达到国家传播阻断标准。

　　李嘴村血吸虫病监测点开展 5 年来,准确地反映了我县重疫区血吸虫病的变化趋势,表明实施传播阻断项目后血吸虫病综合治理措施防治血吸虫病取得显著的成效。该类重疫区应加强沟渠钉螺综合整治力度,特别是环山堰的治理,以消除钉螺孳生环境,避免阳性钉螺产生和有螺面积回升。加强耕牛这一主要传染源的防治力度,禁止耕牛在有螺地带放牧,大力推行"以机代牛"措施,以有效控制耕牛这一主要传染源。普及血防健康教育知识,加强对外出务工人员血吸虫病的监测和管理;及时发现晚期血吸虫病患者并使之得到有效救治,提高患者生活质量,以巩固血吸虫病传播阻断成果。

2010—2014年四川省芦山县血吸虫病监测点疫情报告

芦山县疾病预防控制中心

芦山县火炬村位于芦阳镇东北部，全村辖4个村民小组，人口1200余人，为大山区血吸虫病流行区。历史累计有螺面积92hm²，累计历史血吸虫病患者850人，累计历史病牛855头，现有晚血患者6人，2007年达到国家血吸虫病传播控制标准。

为有效监测山区地区血吸虫病流行动态，为大山区血吸虫病防治提供科学防治策略，2010年四川省在火炬村设立血吸虫病疫情监测点。按照国家、省血吸虫病监测方案，芦山县在火炬村开展一系列监测工作，现将2010—2014年监测结果总结如下。

一、材料与方法

1. 螺情调查　调查范围包括全部现有钉螺环境(含易感环境和其他有螺环境)、可疑环境。每年春季(5月)采用系统抽样和环境抽样方法进行查螺，捕获框内全部钉螺，并解剖观察，鉴别死活和感染情况。

2. 人群病情调查　对监测点6岁以上的全部常住居民采用间接血凝试验(IHA)检测血吸虫抗体进行筛查，阳性者以Kato-Katz法(一粪三片)和孵化进行病原学检查。监测点内进行晚期血吸虫病普查，对新发现的和现存的晚期血吸虫病患者进行个案调查。

3. 家畜病情调查　监测点随机抽查在有螺地带敞放的牛60头(不足者全部检查)，采用尼龙绢集卵塑料杯顶管孵化法(一粪一检)进行检查。

4. 资料整理　监测点所有资料数据录入计算机，用Excel统计分析。

二、结果

1. 螺情变化情况　2010—2014年有螺面积分别为30.64hm²、18.52hm²、3.26hm²、3.26hm²、0，下降率为100%，均未查出感染性钉螺。活螺平均密度由2010年0.42只/0.11m²降到2014年的0，整个螺情指标呈逐年下降趋势(表1)。

2. 人群血吸虫感染率变化　2010年人群感染率为0.97%，以后连续4年均未查出当地感染病人。这与螺情指标降低是相符的，说明有效的灭螺措施是控制血吸虫病的关键。

3. 急性血吸虫病感染及晚期血吸虫病发病情况　在5年观察期内未出现急性血吸虫病感染病例，累计新发晚血3例，现存6例，其中腹水型2例、巨脾型4例。

表 1　2010—2014 年火炬村螺情调查结果

年份	调查面积（m²）	有螺面积（m²）	新发现有螺面积（m²）	调查框数	感染螺数	活螺平均密度（只/0.11m²）	钉螺感染率（%）
2010	921 050	306 440	0	39 684	0	0.42	0
2011	706 150	185 240	0	32 904	0	0.33	0
2012	921 050	32 600	0	31 779	0	0.08	0
2013	926 560	32 600	0	31 801	0	0.07	0
2014	1 118 930	0	0	40 803	0	0	0

表 2　2010—2014 年芦山县血吸虫病监测点居民血吸虫病检查结果

年份	检查人数	血阳人数	血阳率（%）	粪阳人数	感染率/%	患者感染（EPG）		人群感染度（EPG）	
						算数均数	几何均数	算数均数	几何均数
2010	621	197	31.72	6	0.97	24.00	20.55	0.23	0.03
2011	608	177	29.11	0	0	—	—	—	—
2012	609	197	17.08	0	0	—	—	—	—
2013	591	63	10.66	0	0	—	—	—	—
2014	590	70	11.86	0	0	—	—	—	—

4. 家畜血吸虫病感染情况　2010—2014 年未检出血吸虫病牛（表 3）。

表 3　2010—2014 年四川省芦山县监测点家畜血吸虫病感染结果

年份	应检头数	实检头数	阳性头数	阳性率（%）	治疗头数
2010	52	52	0	0	30
2011	45	45	0	0	0
2012	62	62	0	0	30
2013	3	3	0	0	0
2014	2	2	0	0	0

三、讨论

从监测点螺情、病情监测情况来看，整个疫情呈明显下降趋势，有螺面积由 2010 年 30.64hm² 下降到 2014 年的 0，活螺平均密度也由 2010 年 0.42 只/0.11m² 降到 2014 年的 0，人群血吸虫病感染率由 2010 的 0.97% 降到 2014 年的 0，连续 5 年没有发现耕牛感染和急性血吸虫病病例，这与芦山县在 2010 年监测结果出来后及时调整防治策略，将手摇式喷雾器灭螺改为高压背负式机动喷雾器灭螺，同时在火炬村大力实施以机代牛、沼气建设、家畜圈养、人畜同步查治病、健康教育、沟渠硬化、产业结构调整、新农村建设、灾后重建等综合性防治措施有关。新发晚血病人的出现，均为前期感染后未及时治疗造成。

虽然整个监测点疫情明显下降，但疫区利于钉螺孳生环境还比较多，特别是梯田后壁、小毛渠、产业结构调整后的地中沟与地边沟，如果综合治理不能将这些环境从根本上进行治理，那么疫情还极易复发。同时随着灾后重建大量的外来人口进入，会给整个防治工作带来新的隐患。

针对大山区地震灾后疫情特点，今后应重点做好几方面工作：一是继续落实传染源控制措施，加大对外出人员及外来重建人员病情监测力度；二是根据王朝富等《芦山县血吸虫病传播控制流行因素调查》结果显示，应加大对犬、野鼠等的监测，防止成为新的隐患；三是加强可疑环境螺情监测力度，及时有效消除易感环境；四是着力做好儿童和中老年人的健康教育；五是将血防工作与灾后重建、新农村建设工程有机结合，有效改变钉螺孳生环境和群众生产生活环境。

2010—2014 年四川省普格县血吸虫病监测点疫情报告

普格县疾病预防控制中心

为全面、及时、准确了解血吸虫病疫情变化趋势及影响因素,制定血吸虫防治策略措施和评价防治效果提供科学依据。根据《全国血吸虫病监测方案》,结合普格县血吸虫病流行现状和特点,2010 年荞窝镇安木足村确定为省级血吸虫病监测点,到目前为止已连续开展了 5 年时间,现将 2010—2014 年普格县血吸虫病监测结果分析如下。

一、内容与方法

1. 监测点设立 根据普格县血吸虫病流行区类型、人群感染情况及疫区分层的原则,选择荞窝镇安木足村为省级监测点,5 年不变动。

2. 人群病情调查 每年秋季(11～12 月)采用间接血凝试验(IHA)筛查监测点内 6 岁以上的全部常住居民,IHA 试剂检测患者血吸虫抗体;IHA 诊断试剂由安徽省血吸虫病防治研究所生产;中国 CDC 寄生虫病预防控制所统一提供。采集全部 IHA 试验阳性者的粪便,用改良加藤氏厚涂片法(Kato-Katz 法)检查(一粪三片)和尼龙绢集卵孵化法检查(一粪三检)。

3. 家畜病情调查 每年对有螺地带敞放牛、羊、猪、马等家畜粪便采用顶管孵化法进行检查(一粪一检)。

4. 螺情调查 每年春季(4～5 月)采用系统抽样和环境抽样方法调查监测点内全部历史有螺环境、毗邻环境、现有钉螺环境(含易感环境和其他有螺环境)、可疑环境。捕获框内全部钉螺,并解剖观察,鉴别死活和感染情况。

5. 相关因素调查

(1) 自然与社会因素:包括雨量、气温、人口流动、居民生产生活方式等;

(2) 防治措施实施情况:包括药物灭螺和环境改造、查病、治病(化疗)、健康教育、个人防护、改水改厕等,农林水牧等部门综合治理情况。

6. 统计学分析 监测点所有资料数据录入计算机,用 Excel、Foxpro 和 SPSS 软件统计分析。

二、结果

1. 监测点概况 根据普格县流行区的地型和疫情状况,确定荞窝镇安木足村为省级血吸虫病监测点(表 1),监测点历史上为血吸虫病重流行区,地处普格县温泉北面的山间斜坡地,地势东高西低,平均海拔 1390m,地形长 3km,宽 2km,面积约为 6km²。耕地面积为 2052 亩,均为自流灌溉。年平均气温 17.2℃,年平均降雨量为 772mm,雨季(5~9 月)占降雨量的 75.8%,旱季降雨量占 24.2%,总人口为 2435 人,年人纯收入 7100 元,农作物以水稻、小麦、玉米为主,经济主要来源为农业收入和外出务工。历史有螺面积 436 840m²,历史累计患者 677 人,历史累计病牛 148 头,居住环境属彝、汉混居,并在 2007 年达到了血吸虫病传播控制标准。

2. 人群病情监测

(1)人群受检率:2010—2014 年监测点平均受检率 86.24%,从年龄组看,60 岁~以上年龄组受检率较低。

(2)居民感染情况:2010—2014 年监测点居民血检阳性率、粪检阳性和血吸虫感染呈下降趋势。其中监测点人群血清血吸虫病抗体阳性率从 2010 年的 15.14% 下降至 2014 年的 10.82%,下降率为 28.53 %,血吸虫感染率由 2010 年的 0.13% 下降至 2014 年的 0,下降率为 100%,降幅明显。

(3)年龄分布:2010—2014 年各年龄组血阳率和感染率总体呈下降趋势,30~50 岁年龄组血清学阳性率相对较高(表 1)。

表 1　2010—2014 年普格县血吸虫病监测点不同年龄组人群感染情况

项目	年份	6 岁~	10 岁~	20 岁~	30 岁~	40 岁~	50 岁~	60 岁~	合计
血阳率(%)	2010	29.23	16.13	11.11	12.79	12.78	13.33	32.14	15.14
	2011	14.08	7.84	16.23	22.02	27.63	17.24	15.38	18.17
	2012	15.62	10.18	6.57	9.36	12.00	12.63	12.68	10.72
	2013	7.81	11.22	12.12	12.72	11.62	7.00	9.09	11.08
	2014	5.80	10.78	11.66	12.25	11.9	9.09	8.20	10.82
感染率(%)	2010	0	0	0	0	0	0	3.57	0.13
	2011	0	0	0	0	0.44	0	0	0.1
	2012	0	0	0	0	0	0	0	0
	2013	0	0	0	0	0	0	0	0
	2014	0	0	0	0	0	0	0	0

3. 家畜血吸虫病感染情况　监测点内家畜以水牛、黄牛、马为主,各年家畜检查数量在 15~59 头之间,2010—2014 年未发现感染家畜。

4. 螺情结果

(1)螺情变化:2010—2014 年我县血吸虫病监测点有螺总面积呈逐年下降趋势,从 26 070m² 下降到 10 880m²,下降率为 58.27%,活螺密度从 2010 年的 0.0173 只 /0.11m² 下降到 2014 年的 0.009 只 /0.11m²,下降率为 47.98%,2011 年 0.09%,2012 年以后未查到感染性钉螺,各年度钉螺感染率下降差异显著有统计学意义(χ^2=50.20,P<0.05)(表 2)。

表 2　2010—2014 年普格县血吸虫病监测点钉螺调查结果

年份	调查面积（m²）	有螺面积（m²）	调查框数	活螺框数	活螺数	感染螺数	活螺密度（只/0.11m²）	感染螺密度（只/0.11m²）	钉螺感染率（%）
2010	1 398 010	26 070	90 082	874	1559	0	0.0173	0	0
2011	1 384 380	22 730	92 499	613	1172	1	0.0127	0	0.09
2012	1 145 450	14 690	85 050	356	843	0	0.0099	0	0
2013	1 384 780	22 730	92 499	315	696	0	0.0127	0	0
2014	1 040 430	10 880	77 578	0	0	0	0.0090	0	0

（2）钉螺环境分布：荞窝镇安木足村钉螺分布环境复杂，主要分布在沟渠、稻田、旱地及其他等环境。2010 年沟渠、稻田、旱地和其他的有螺面积占总有螺面积的 9.4%、65.90%、10.36% 和 14.38%，2014 年沟渠、稻田、旱地和其他分别占 8.27%、61.58%、12.13% 和 18.01%，旱地、其他有螺面积比例增大（表 3）。

表 3　2010—2014 年普格县血吸虫病监测点不同环境有螺面积（m²）

年份	河流	沟渠	水田	旱地	其他	合计
2010	0	2440	17 180	2700	3750	26 070
2011	0	2060	14 970	2400	3300	22 730
2012	0	1290	8900	1900	2600	14 690
2013	0	2060	14 870	2400	3400	22 730
2014	0	900	6700	1320	1960	10 880
下降率（%）		63.11	61.00	51.11	47.73	58.27

5. 防治情况　按照国家血吸虫病分层防治的原则，根据监测点的感染情况，对血清学阳性者进行了扩大化疗，春秋季对易感环境用氯硝柳胺药物灭螺，在中小学生和普通群众中开展血防健康知识宣传，提高血防知晓率和行为改变率。我县 2007 年达到了血吸虫病传播控制标准，在达标当年进行了反复药物灭螺，开展了人畜同步扩大化疗，加强了健康教育宣传及防治力度。

三、讨论

5 年监测结果显示，有螺面积从 2010 年的 26 070m² 下降至 2014 年的 10 880m²，钉螺感染率从 2011 年的 0.09% 下降至 2014 年的 0。血吸虫感染率由 2010 年的 0.13% 下降至 2014 年的 0，家畜监测未查到病畜，自 2007 年为达到血吸虫病传播控制标准，加大了综合防治力度，有螺环境做到一点一策，一点多策，反复进行药物灭螺，沟渠硬化、环境改造（水改旱）、退耕还林、以机代牛、修建无害化厕所、建沼气池、改变陈规陋习、人畜同步化疗，取得了明显的效果。

5 年以来，从 2012 年后未查见阳性钉螺，可能与沟渠硬化、以机代牛、加强人畜粪便管理、加大灭螺力度有关。

普格县虽然达到血吸虫病传播控制标准,取得了阶段性成果,但血吸虫病受多重自然、社会因素的影响,钉螺孳生环境复杂,血吸虫病防治难度大,今后不能松懈。继续提高防治能力,大力加强健康教育,加强部门配合,保证防治力度,消除血吸虫传染源,进一步改造有螺环境(水改旱),加强综合治理,做好血吸虫病监测工作,巩固已取得的血防成果,推进全县消除血吸虫病的目标。

第五部分

2015 年四川省血吸虫病
监测点及相关监测

2015 年四川省血吸虫病监测点疫情分析

四川省血吸虫病监测技术指导组

四川省血吸虫病监测工作在四川省卫生计生委重传处领导下，各级卫生计生部门和疾控中心（血防站）的支持下，严格按照《全国血吸虫病监测方案》和《四川省血吸虫病监测及监测体系建设方案》的要求，开展全省血吸虫病监测工作。现将我省血吸虫病监测工作报告如下。

一、监测回顾

（一）监测历史

20 世纪 90 年代以来国家在我省大山区、丘陵区和平坝区设立了血吸虫病监测点，开展了 20 年的系统连续纵向监测研究工作。1990—1999 年原卫生部在芦山、西昌等两县（市）设立国家级血吸虫病监测点；2000—2004 年原卫生部在西昌、丹棱、广汉和蒲江等 4 县（市）设立国家级血吸虫病监测点；2005 年原卫生部在西昌、丹棱、广汉、蒲江、涪城、中江、东坡、仁寿和德昌等 9 县（市、区）设立 9 个国家级血吸虫病监测点，已连续开展 5 年的监测工作，按照国家方案的要求，这 9 个点的监测工作将继续开展；2010 年通过对我省疫情分析，在邛崃、旌阳、安县、夹江、芦山和普格等县增设 6 个省级监测点。2015 年全省 63 县均设立血吸虫病国家监测点。

（二）监测工作成绩

1. 人才培养　监测点工作的开展不仅培养锻炼专业人员的技术水平，也锻炼了组织管理和行政协调能力。通过多年的监测工作，为我省培养产生了多位国家和省级血防专家，这些人员作为国家和我省的血防人才，多次受邀参加国家和我省的血防检查、考核等工作。

2. 血防科研技术水平的提高　通过监测点工作开展，监测县的能力得到提高，更多地承担了科研和防治试点工作，近年来监测县承担国务院血防办联系点（普格）、美国合作血防科研（西昌、东坡、蒲江、旌阳、安县、中江）、泥敷灭螺研究（广汉、涪城、丹棱）、湿地建设对血吸虫病流行的影响研究（西昌、广汉、丹棱、涪城、崇州、青白江），西昌、广汉、芦山等县开展自主科研申请。

3. 发表论文　在省疾控中心监测专家组的指导下，监测县撰写血吸虫病监测论文，累计发表 50 篇。

二、组织领导与职责

四川省卫生计生委组织领导全省血吸虫病监测工作,在原有监测方案的基础上,2015 年 5 月制定了《四川省血吸虫病监测及监测体系建设方案》,更加注重监测体系的建设。四川省疾控中心寄防所负责监测技术指导,成立《四川省血吸虫病监测技术指导组》,负责全省血吸虫病监测工作的技术指导、培训、质量控制、资料汇总分析和上报。

各市(州)疾病预防控制中心(血防机构)负责本辖区血吸虫病监测的技术指导、培训、质量控制、资料汇总分析和上报。监测点所在县的县级疾病预防控制中心(血防站)成立相应的监测工作组负责实施。

三、2015 年监测工作开展情况

(一)工作进展

1. 根据国家和省级监测方案的要求,监测专家组向各县征集血吸虫病监测点信息,并派专家赴各地开展现场调查,调整部分监测点,达到科学布点,更能客观代表我省血吸虫病疫情。

2. 制定并下发了《四川省血吸虫病监测及监测体系建设方案》,根据我省在 2015 年即将全面实现阻断传播,疫情极低的状况。特增加了监测体系建设、应急和预警演练等内容。

3. 按照监测方案的要求组织各县开展钉螺现场调查,人群和家畜病情监测,并下发流动人口监测查病试剂(IHA),组织开展流动人口监测工作。要求各地及时上报钉螺、人群和家畜监测数据资料,组织专家对监测结果进行复核。

4. 根据国家监测方案的要求,省疾控中心组织全省血防监测专家在西昌市、芦山县、仁寿县和中江县开展血吸虫病风险监测。

5. 在西昌、普格、东坡、仁寿、天全、芦山、夹江、中江、罗江、及涪城 10 个县(区)开展预警监测工作。

6. 为了加强对各监测点工作的指导和督导,省疾控中心组织省市专家对各市州血吸虫病监测工作进行,通过查阅资料、现场孵化法、Kato-Katz 法检测,对各县的监测工作质量和技术人员能力进行考核。

(二)技术培训

为了增强个监测点技术人员的能力,2015 年,省卫计委的组织举办了"四川省血吸虫病监测技术培训班""血防十二五评估培训班""血吸虫病诊断技术培训班""血吸虫病监测点查病质量控制及诊断网络实验室建设培训班"。就《四川省血吸虫病监测及监测体系建设方案》、监测工作安排布置、间接血凝试验(IHA)查病以及抽查复核各点血清及 Kato-Katz 片进行了培训。全省 11 市(州)、63 县(市、区)的 600 余人参加培训,启动新一轮的血防监测工作,提高了全省监测工作质量。

(三)质量控制

为了加强监测点工作质量,省卫生计生委组织成立《四川省血吸虫病监测技术指导组》,四川省疾控中心寄防所负责监测技术指导,省疾控中心、各市州及部分重点县专家为成员。

在各县开展钉螺现场调查，人群和家畜病情监测，流动人口监测工作的同时，派出监测技术指导组专家开展技术指导和督导，并按照监测方案的要求，组织专家对各地人群血清和Kato-Katz片进行复核，确保监测结果的科学性。

四、主要监测结果

（一）监测点结果

1. 钉螺监测结果　全省63个监测点，共计查螺17 304 320m²，有螺面积1 073 601m²，查出有螺面积占调查面积的6.20%，平均钉螺密度0.16只/0.11m²，压检钉螺46 570只，未发现阳性钉螺（表1）。

表1　2015年四川省血吸虫病监测螺情结果

	调查面积（m²）	有螺面积（m²）	系统框数	系统总螺数	钉螺密度（只/0.11m²）	系统活螺	环境活螺	活螺数
成都市	3 446 599	222 071	51 253	10 690	0.21	10 624	1651	12 275
德阳市	1 050 100	201 890	32 513	13 061	0.40	12 268	2221	14 489
雅安市	1 232 868	24 385	76 133	977	0.01	970	471	1441
乐山市	2 440 946	31 788	12 189	2629	0.22	2339	256	2595
凉山州	1 522 859	6375	24 952	1014	0.04	1008	58	1066
眉山市	4 698 840	459 420	28 980	7113	0.25	6708	578	7286
绵阳市	1 879 078	93 288	12 576	5334	0.42	5298	1378	6676
资阳市	729 265	34 384	5334	857	0.16	358	384	742
攀枝花市	296 107	0	20 287	0	0	0	0	0
宜宾市	1000	0	50	0	0	0	0	0
内江市	6658	0	0	0	0	0	0	0
全省合计	17 304 320	1 073 601	264 267	41 675	0.16	39 573	6997	46 570

2. 病情监测结果

（1）人群血吸虫病情结果：全省63个监测点血清查病19 857人，血清阳性617人，血检阳性率为3.11%；流动人口血清查病13 122人，血清阳性144人，血检阳性率1.10%。血阳者全部进行粪检，未发现血吸虫患者。

表2　四川省血吸虫病监测点人群监测结果

地区	本地人口				流动人口			
	血检人数	血阳人数	血阳率（%）	粪阳人数	血检人数	血阳人数	血阳率（%）	粪阳人数
成都市	5140	147	2.86	0	4247	24	0.57	0
德阳市	2363	96	4.06	0	1223	39	3.19	0
雅安市	1964	30	1.53	0	1014	4	0.39	0

地区	本地人口				流动人口			
	血检人数	血阳人数	血阳率（%）	粪阳人数	血检人数	血阳人数	血阳率（%）	粪阳人数
乐山市	1823	28	1.54	0	1205	7	0.58	0
凉山州	2600	69	2.65	0	1428	17	1.19	0
眉山市	2478	203	8.19	0	1233	30	2.43	0
绵阳市	1934	41	2.12	0	1228	18	1.47	0
资阳市	945	3	0.32	0	607	4	0.66	0
攀枝花市	610	0	0	0	511	1	0.20	0
宜宾市	0	0	0	0	220	0	0	0
内江市	0	0	0	0	206	0	0	0
全省	19 857	617	3.11	0	13 122	144	1.10	0

（2）家畜病情结果：2015 年全省共查耕牛 1434 头，未查出血吸虫病病牛。

表 3   四川省家畜血吸虫病监测结果

地区	检查头数	粪阳头数	感染率（%）
成都市	162	0	0
德阳市	321	0	0
雅安市	103	0	0
乐山市	90	0	0
凉山州	113	0	0
眉山市	340	0	0
绵阳市	247	0	0
资阳市	2	0	0
攀枝花市	55	0	0
宜宾市	0	0	0
内江市	1	0	0
全省	1434	0	0

（二）风险监测结果

2015 年四川省血吸虫病监测技术指导组综合分析确定德阳市中江县古店乡钟鼓村、雅安市芦山县清仁乡芦溪村、眉山市仁寿县青岗乡双店村、凉山州西昌市高草乡大庄村为风险监测点，开展钉螺监测和野粪监测。

1. 钉螺监测结果   4 县共调查 519 958m²，查螺 8163 框，有螺 293 框，查出钉螺面积 14 130m²；捕获钉螺 1302 只，全部解剖，未发现阳性钉螺（表 4）。

表4　2015年四川省血吸虫病风险监测钉螺调查结果

| 县名 | 调查面积 | 系统抽样 | | | | | 环境抽样 | | | | | 查出有螺面积（m²） |
		调查框数	有螺框数	捕获总螺数	活螺数	感染螺数	调查框数	有螺框数	捕获总螺数	活螺数	感染螺数	
中江	202 724	561	8	29	29	0	676	10	48	48	0	7650
西昌	21 750	1641	137	615	615	0	950	0	0	0	0	2340
仁寿	202 410	71	29	102	84	0	825	1	1	1	0	1200
芦山	93 074	3018	108	527	525	0	421	0	0	0	0	2940
合计	519 958	5291	282	1273	1253	0	2872	11	49	49	0	14 130

2. 野粪监测结果　中江、西昌、仁寿、芦山分别牛、羊、马、犬等野粪共34份，经孵化检查，未发现血吸虫病阳性粪便（表5）。

表5　2015年四川省血吸虫病风险监测野粪调查结果

| 县名 | 牛粪 | | 马粪 | | 犬粪 | | 羊粪 | | 小计 | |
	数量	阳性数	数量	阳性数	数量	阳性数	数量	阳性数	数量	合计
中江	19	0	0	0	5	0	0	0	24	0
西昌	2	0	0	0	3	0	1	0	6	0
仁寿	0	0	0	0	0	0	0	0	1	0
芦山	0	0	1	0	2	0	0	0	3	0
合计	21	0	1	0	11	0	1	0	34	0

（三）哨鼠预警监测结果

2015年四川省重点水域监测点分布在凉山、雅安、乐山、眉山、德阳、绵阳5市（州）10个县（区）10个监测点，基本为山丘型环境。全省重点水域共投放哨鼠520只，回收哨鼠519只，总回收率为99.81%；共计饲养死亡5只，总死亡率为0.96%。全省共解剖哨鼠514只，未发现阳性哨鼠，感染率为0%。

（四）湿地血吸虫病监测

梅湾水库上、下游有螺框出现率分别为0.02%（10/5751）和22.16%（294/1327），9条入库沟渠中有2条查出钉螺，毁损的硬化干渠螺情重于未硬化的干渠，堤下田地、果园有螺框出现率和密度相对较高。西昌邛海湿地建设前有螺面积27 240m²，建成后未发现钉螺。广汉三星堆湿地调查602 000m²，未发现钉螺，青白江凤凰湖湿地调查了42 800m²，未发现钉螺。马牧河调查180 000m²，有螺面积12 000m²。金雁湖计调查8000m²，有螺面积2000m²。在广汉市诱螺试验有1块稻草帘发现钉螺2只。人工模拟钉螺漂浮扩散试验最远漂移距离2000m。在无螺环境人工投放钉螺，经1年时间平均增殖倍数为51.24。湿地周边人群仅有58%知晓血吸虫病知识。51%的人群有接触湿地水的情况。邛海湿地建设前查出血吸虫病患者，感染率0.37%；其他地方未发现患者。各地水体投放哨鼠690只，解剖677只，未发现阳性哨鼠。通过回顾性调查丹棱梅湾水库建设造成血吸虫病扩散流行，广汉金雁湖建成5年后出现钉螺，入湖沟渠发现阳性钉螺。

表6　2015 年四川省监测预警哨鼠阳性率与感染度

地名	第一批（6月）					第二批（8月）					合计				
	解剖哨鼠数（只）	阳性鼠数（只）	检获虫数（条）	哨鼠感染率（%）	阳性鼠平均虫荷（条）	解剖哨鼠数（只）	阳性鼠数（只）	检获虫数（条）	哨鼠感染率（%）	阳性鼠平均虫荷（条）	解剖哨鼠数（只）	阳性鼠数（只）	检获虫数（条）	哨鼠感染率（%）	阳性鼠平均虫荷（条）
西昌	40	0	0	0	0	40	0	0	0	0	80	0	0	0	0
普格	19	0	0	0	0	20	0	0	0	0	39	0	0	0	0
天全	20	0	0	0	0	20	0	0	0	0	40	0	0	0	0
芦山	20	0	0	0	0	20	0	0	0	0	40	0	0	0	0
仁寿	39	0	0	0	0	40	0	0	0	0	79	0	0	0	0
东坡	20	0	0	0	0	20	0	0	0	0	40	0	0	0	0
夹江	20	0	0	0	0	20	0	0	0	0	40	0	0	0	0
罗江	20	0	0	0	0	20	0	0	0	0	40	0	0	0	0
中江	39	0	0	0	0	37	0	0	0	0	76	0	0	0	0
涪城	20	0	0	0	0	20	0	0	0	0	40	0	0	0	0
合计	257	0	0	0	0	257	0	0	0	0	514	0	0	0	0

本调查研究证实部分湿地有钉螺分布，随水系漂浮输入的可能性存在，诱螺试验中能提高查螺的敏感性；水库上下游钉螺广泛分布，果园逐渐成为主要钉螺孳生环境；少量钉螺输入即可大量迅速繁殖；人群血防知识欠缺，接触湿地水体普遍，感染风险存在；随着时间的推移，湿地可能出现钉螺。建议湿地建设时彻底消灭钉螺，实施防螺输入措施，开展长期系统监测，让湿地建设与血防和谐发展。

湿地血吸虫病监测初步总结，《山丘地区生态湿地血吸虫病流行因素监测》获得 2015 年度全国医学寄生虫学学术研讨会的二等奖。

五、存在问题

1. 部分县未按时上报数据资料（主要是查螺、查病）。

上半年资料：截至 6 月 15 日，31 县未填报。截至 9 月 10 日，成都高新区、青羊区、武侯区、龙泉驿区、米易县、盐边县、翠屏区、资中县等 8 县（区）未完成填报。

下半年资料：截至 12 月 5 日，会理县、东坡区、江油市未填报本地人群查病表；旌阳区、会理县、东坡区、北川县、米易县、简阳市、资中县未填报流动人群查病表。截至 12 月 10 日，资中县未填报流动人群查病表。

数据资料的延迟填报，影响了全省结果的汇总及上报。

2. 部分县 11 月底前未按方案的要求完成查病工作。

3. 部分县未按要求保留血清样本和 Kato-Katz 片，无法对结果进行复核。

4. 部分县未按照统一查病方法（IHA）查病，会理县用 ELISA 方法查病。

5. 全部县未开展 LAMP 试验检测钉螺体内尾蚴工作。

6. 市（州）疾控中心职责履行不够。市级应承上启下，承担指导督导县级监测工作，核实县级监测数据，及时审核上报数据等工作。省监测技术指导组指导不力，下现场频次少，IHA 试验配套器材准备不足。

7. 各地对监测方案的学习理解不细致。比如监测范围，流动人口全县监测；阻断县的耕牛全县监测；无螺的阻断县，没有本地人群监测要求，且应每年更换监测村等。

六、2016 年工作安排及建议

（一）2016 年工作安排

1. 3～4 月举办血吸虫病监测技术培训班，强化学习方案，针对 2015 年问题重点培训。

2. 4～6 月部分重点县开展风险监测。省指导组现场复核查螺质量。

3. 5～12 月，各地开展流动人口监测。

4. 7～9 月，开展血吸虫病监测能力考核。

5. 10～11 月，各地开展本地人群和家畜病情监测。

6. 12 月，监测点病情复核、全年总结。

（二）建议

1. 省级加强监测技术培训，指导各点的查螺、查病、资料管理、数据分析、报告论文撰写等工作。

2. 市级加强监测督导指导，及时核实县级监测数据，按时审核上报数据等工作。

3. 加强《监测方案》的学习，全面领会监测工作内容，科学安排各项监测工作。

4. 加强县级血防实验室建设，各地能开展血吸虫病孵化实验，能鉴别血吸虫病毛蚴。培养 Kato-Katz 阅片技术人员，能鉴别常见的肠道蠕虫卵。

5. 各地按时上报监测数据。每完成一项现场工作，及时统计整理资料，完成上报。

6. 协调国家所，落实 LAMP 试验的配套试剂采购、培训等工作。省疾控中心落实 IHA 器材的采购等工作。

7. 建立 2016 年全省血吸虫病监测点（省、市、县）联系人名册，专人负责监测进展及数据填报工作，保障监测工作顺利完成。

2010—2015 年四川省血吸虫病重点水域哨鼠监测结果

2010 年起四川省开展了血吸虫病流行区重点水域哨鼠监测工作，在 16 个血吸虫病重点流行县（区）59 个监测点水域，采用哨鼠尾蚴测定法，连续监测（2011 年因故未监测），建立数据库，分析感染结果。经过几年的努力和不断完善，基本建立了血吸虫病流行区重点水域哨鼠监测预警系统，为全省血吸虫病防治工作提供有力的保障。现将哨鼠监测情况报道如下。

一、内容与方法

1. 监测范围及选点　选取成都、德阳、绵阳、眉山、乐山、雅安、凉山等 7 个血吸虫病重点流行市（州），再选择重点的流行县（市、区），再根据历年血吸虫病疫情资料确定监测点。2010—2015 年共选择了 16 个县（市、区）的 59 个监测点作为重点水域预警监测点开展哨鼠监测。

选点原则：人、畜活动频繁的生产、生活的有螺环境，居民区或渔船民集散地距离较近（含通江河道）的有螺环境，利用有螺水库进行灌溉的大面积农业生产作业区，国家级或省级监测点附近水域。

2. 现场监测方法　按照《四川省血吸虫病哨鼠预警监测实施方案》的要求，在每个流行区县选择 1～2 点，GPS 定位，现场拍照，建立预警监测点地理信息数据库。采用鼠笼法测定水体的感染性，每年 6 月和 9 月各一次，小鼠在水面感染 4 小时，连续 2 天，共 8 小时。在每一监测点水域投放哨鼠 2 笼，10 只 / 笼，两笼间隔 20m。将鼠笼放入测定的水体表面，调节漂浮装置，使小鼠尾部和四肢接触水体表面。现场感染后的小鼠实验室集中饲养 35 天，统一解剖。饲养超过 28 天死亡的小鼠也需解剖。

3. 小鼠解剖　用断髓法处死小鼠，打开腹腔，观察肝门静脉、肠系膜静脉中有无血吸虫成虫。心脏门静脉灌洗，观察门静脉断口处是否有血吸虫成虫冲洗出来；如发现血吸虫成虫，收集虫体，解剖镜下观察区别雌、雄虫、雌雄合抱并计数。观察小鼠肝脏有无虫卵沉着引起的肉芽肿；取肝脏表面的结节（或可疑肝组织）于载玻片上，用另一载玻片压片，显微镜下观察有无血吸虫卵沉积。发现血吸虫成虫或肝组织内的血吸虫卵为阳性；记录成虫的性别和数量。

4. 质量控制

（1）加强技术培训：对参与哨鼠监测工作的相关人员进行技术培训，做到先培训后上岗,工作人员要严格按照技术规程进行操作,现场测定时间严格按照每天4小时,连续测2天,总时数不得少于8小时。预警监测所需的实验器材与实验动物由省级血防所购置,哨鼠监测后要集中饲养,统一解剖观察。

(2)严格现场管理:哨鼠放入测定笼后要盖好扎紧,防止哨鼠逃出。鼠笼放入水中测定时,要调节笼体与水面的距离,确保哨鼠四肢和尾巴与水面接触。做好鼠笼固定,防止鼠笼被江水冲走,防止猫和蛇靠近鼠笼损害哨鼠。测定结束后要及时运回实验室喂食和喂水。

(3)强化督查指导:按照"统一方案、统一方法、统一时间、统一培训和统一规范"的要求开展哨鼠监测工作。省、市技术人员对各地预警监测工作进行全程督导检查,县级专业技术人员具体负责现场工作,按照责任到人的方式和要求,做好预警监测点的现场看护。

5. 资料统计与分析　建立各个预警监测点地理信息,基本情况和哨鼠感染结果数据库,应用Excel建立数据库,并进行统计分析。

二、结果

1. 监测点分布　2010—2015年在16县(区)59个点设立血吸虫病哨鼠监测点,其中西昌开展了连续监测。每年设立监测点9~14个(表1)。

表1　四川省哨鼠预警监测点分布

年份	2010年	2012年	2013年	2014年	2015年	合计
西昌	3	1	2	2	3	11
普格		1	2	1	1	5
德昌		1				1
芦山		1	2	1	1	4
天全			2	1	1	4
崇州		1				1
蒲江	3	1	1			5
丹棱		1				1
夹江		1	1	1	1	4
仁寿			1	1	1	3
东坡		1	1	1	1	4
青白江		1				1
罗江				1	1	2
广汉		1	1			2
中江	3	1			1	6
涪城		1	1	1	1	4
合计	9	13	14	11	12	59

2. 哨鼠投放与饲养　2010—2015年共投放哨鼠2474只,回收2397只,回收率99.98%,饲养死亡60只,死亡率2.71%(表2)。

表2 哨鼠投放与回收饲养

年份	投放鼠数（只）	回收鼠数（只）	饲养死亡数（只）	回收率（%）	死亡率（%）
2010	365	331	16	90.68	4.83
2012	567	566	4	99.82	0.71
2013	503	503	1	100.00	0.19
2014	519	478	46	92.10	9.62
2015	520	519	5	99.81	0.96
合计	2474	2397	60	99.98	2.71

3. 哨鼠阳性率与感染度 2010—2015 年每年全省选取不同预警监测点进行监测，2011 年因故未进行预警监测，5 年合计投放哨鼠 2474 只，解剖 2325 只。哨鼠回收解剖率为 93.98%。5 年共监测 59 个点（次），西昌等监测点是连续监测。仅 2010 年在西昌解剖发现一条单性血吸虫雄虫，哨鼠感染率 0.04%。西昌监测点在 2012—2014 年预警监测时均无阳性。2012—2013 年在广汉市联江村发现中华血吸虫，有待进一步研究（表3）。

表3 四川省监测预警哨鼠阳性率与感染度

年份	解剖哨鼠数（只）	阳性鼠数（只）	检获成虫数（只）	哨鼠感染率（%）
2010	315	1	1	0.32
2012	562	0	0	0.00
0.13	502	0	0	0.00
2014	432	0	0	0.00
2015	514	0	0	0.00
合计	2325	1	1	0.04

三、结论

四川省于 2015 年全省达到传播阻断标准，预警监测结果与全省血吸虫病实际流行状况基本一致。全省血吸虫病疫情控制在一个较低的水平。预警监测点大多呈有螺而患者较少状态，家畜管控较好，现场环境较难查到感染性钉螺。

四、问题和建议

1. 2011 年因故未进行监测，影响了资料的完整性。

2. 哨鼠感染正值夏季高温，运输及回收途中，一些地方未做降温措施，造成不必要的死亡。

3. 继续完善监测点的合理布局，使其更有代表性。

4. 加强培训和现场督导，提高监测科学水平。

2015 年四川省血吸虫病风险监测结果

四川省血吸虫病监测技术指导组

为掌握全省血吸虫病流行传播风险，按照《全国血吸虫病监测方案（2014 年版）》（中疾控传防发〔2014〕420 号）要求，结合四川省血吸虫病历史疫情和近年现状，制定《2015 年四川省血吸虫病风险监测方案》，并开展了现场监测工作，现将检测结果报道如下。

一、监测范围

1. 选点原则 每年的风险监测范围由省级疾病预防控制机构确定，主要包括：上一年的新发有螺环境、或有感染性钉螺的环境或有螺面积与密度回升的区域或人与畜血吸虫病感染率较高的地区；水灾、地震等自然灾害导致环境变化的区域；大型水利、交通等工程建设引起环境变化的区域；大规模人群迁徙或流动可能导致血吸虫病疫情的区域。

2. 监测范围 2015 年四川省血吸虫病监测技术指导组综合分析确定德阳市中江县古店乡钟鼓村、雅安市芦山县清仁乡芦溪村、眉山市仁寿县青岗乡双店村、凉山州西昌市高草乡大庄村为风险监测点。

二、监测内容

1. 钉螺监测 每年春季，对监测点的有螺环境和可疑环境采用系统抽样结合环境抽样进行钉螺调查，用手持全球定位系统定位仪（GPS）测定每一个环境的经纬度。对捡获的钉螺进行死活鉴别，采用解剖镜检法检测活螺感染情况，同时用环介导等温扩增技术（LAMP）检测钉螺体内血吸虫核酸，填写《全国血吸虫病监测点钉螺监测调查表》。

2. 野粪监测 监测的范围为牛、羊、猪、马属、狗等家畜或人群经常活动的野外环境，以及钉螺监测的区域。每年春季，捡获此两类环境视野所见的野粪共不少于 100 份（不足或没有时计实数），记录野粪种类，采用塑料杯顶管孵化法（一粪三检）检测血吸虫毛蚴，填写《全国血吸虫病监测点野粪监测调查表》。

根据钉螺监测和野粪监测情况，必要时可开展传染源监测。根据风险监测结果，存在传播风险时，及时发布预警信息。

三、监测时间

2015年5月中旬。

四、组织实施

四川省血吸虫病监测技术指导组抽调各级血防骨干成立四川省血吸虫病风险监测工作组，并培训参加风险监测的专业技术人员。市（州）疾控中心负责协调本地的风险监测工作，参与现场调查。县级血防站（疾控中心）配合协助省、市（州）开展血吸虫病风险监测工作，提供血吸虫病防治相关资料，做好现场组织协调和风险监测的各项后勤保障。

五、监测结果

1. 钉螺监测结果　4县共调查519 958m²，查螺8163框，有螺293框，查出有螺面积14 130m²；捕获钉螺1302只，全部解剖，未发现阳性钉螺（表1）。

表1　2015年四川省血吸虫病风险监测钉螺调查结果

县名	调查面积	系统抽样					环境抽样					查出有螺面积（m²）
		调查框数	有螺框数	捕获总螺数	活螺数	感染螺数	调查框数	有螺框数	捕获总螺数	活螺数	感染螺数	
中江	202 724	561	8	29	29	0	676	10	48	48	0	7650
西昌	21 750	1641	137	615	615	0	950	0	0	0	0	2340
仁寿	202 410	71	29	102	84	0	825	1	1	1	0	1200
芦山	93 074	3018	108	527	525	0	421	0	0	0	0	2940
合计	519 958	5291	282	1273	1253	0	2872	11	49	49	0	14 130

2. 野粪监测结果　中江、西昌、仁寿、芦山牛、羊、马、犬等野粪共34份，经孵化检查，未发现血吸虫病阳性粪便（表2）。

表2　2015年四川省血吸虫病风险监测野粪调查结果（份）

县名	牛粪		马粪		犬粪		羊粪		小计	
	数量	阳性数	数量	阳性数	数量	阳性数	数量	阳性数	数量	合计
中江	19	0	0	0	5	0	0	0	24	0
西昌	2	0	0	0	3	0	1	0	6	0
仁寿	0	0	0	0	1	0	0	0	1	0
芦山	0	0	1	0	2	0	0	0	3	0
合计	21	0	1	0	11	0	1	0	34	0

六、讨论

我省在血吸虫病传播阻断达标进程中，加强综合治理，在有螺环境实施农业、林业、水利、国土等部门的环境改造措施，卫生部门和基层政府、组织加强开展药物灭螺，有螺面积大幅减少，本次钉螺监测查出面积占调查面积的 2.72%。

同时我省也加强了血吸虫病传染源控制措施，实施家畜圈养、以机代牛等控制措施，在血吸虫病流行区耕牛等家畜数量明显减少，少量的家畜也实施圈养，和人畜同步化疗，本次野粪调查的采集的数量仅 34 份，全部阴性。

综合分析本次风险监测结果，四川省还有一定面积的钉螺和家畜存在，未发现阳性钉螺和阳性病畜。下一步主要做好输入传染源监测管理工作，进一步消灭易感环境钉螺，继续开展综合治理措施巩固灭螺效果。

2016年四川省血吸虫病风险监测结果

四川省血吸虫病监测技术指导组

为掌握全省血吸虫病流行传播风险,按照《全国血吸虫病监测方案(2014年版)》(中疾控传防发〔2014〕420号)和《四川省疾病预防控制中心关于开展2016年血吸虫病监测工作的通知》(川疾发〔2016〕64号)要求,结合四川省血吸虫病历史疫情和近年现状,制定《2016年四川省血吸虫病风险监测方案》,由省、市(州)、县(市、区)各级血防专家组成风险监测工作组,于2016年5~7月开展了现场监测工作,现将全省血吸虫病风险监测结果报道如下。

一、监测范围

1. 选点原则 每年的风险监测范围由省级疾病预防控制机构确定,主要包括:上一年的新发有螺环境、有感染性钉螺的环境或有螺面积与密度回升的区域或人与畜血吸虫病感染率较高的地区;水灾、地震等自然灾害导致环境变化的区域;大型水利、交通等工程建设引起环境变化的区域;大规模人群迁徙或流动可能导致血吸虫病疫情的区域。

2. 监测范围 2016年四川省血吸虫病监测技术指导组综合分析确定,成都市锦江区白鹭湾湿地公园、德阳市旌阳区双东镇东新村、绵阳市涪城区金峰镇新丰村、乐山市夹江县中兴镇龚沟村、眉山市彭山区五湖四海湿地、雅安市天全县新华乡新华村、凉山州普格县洛乌乡沙坝村为风险监测点。

二、监测内容

1. 钉螺监测 每年春季,对监测点的有螺环境和可疑环境采用系统抽样结合环境抽样进行钉螺调查,用手持全球定位系统定位仪(GPS)测定每一个环境的经纬度。对捡获的钉螺进行死活鉴别,采用解剖镜检法检测活螺感染情况,同时用环介导等温扩增技术(LAMP)检测钉螺体内血吸虫核酸,填写《全国血吸虫病监测点钉螺监测调查表》。

2. 野粪监测 监测的范围为牛、羊、猪、马属、狗等家畜或人群经常活动的野外环境,以及钉螺监测的区域。每年春季,捡获此两类环境视野所见的野粪共不少于100份(不足或没有时计实数),记录野粪种类,采用塑料杯顶管孵化法(一粪三检)检测血吸虫毛蚴,填写《全国血吸虫病监测点野粪监测调查表》。

根据钉螺监测和野粪监测情况，必要时可开展传染源监测。根据风险监测结果，存在传播风险时，及时发布预警信息。

三、监测时间

2015年5～7月。

四、组织实施

四川省血吸虫病监测技术指导组抽调各级血防骨干成立四川省血吸虫病风险监测工作组，并培训参加风险监测的专业技术人员。市（州）疾控中心负责协调本地的风险监测工作，参与现场调查。县级血防站（疾控中心）配合协助省、市（州）开展血吸虫病风险监测工作，提供血吸虫病防治相关资料，做好现场组织协调和风险监测的各项后勤保障。

五、监测结果

1. 钉螺监测结果　7个风险监测点共调查3 256 765m²，查螺34 202框，有螺539框，查出钉螺面积178 890m²；捕获钉螺1640只，全部解剖，未发现阳性钉螺（表1）。

表1　2016年四川省血吸虫病风险监测钉螺调查结果

县名	调查面积	系统抽样					环境抽样					查出有螺面积（m²）
		调查框数	有螺框数	捕获总螺数	活螺数	感染螺数	调查框数	有螺框数	捕获总螺数	活螺数	感染螺数	
涪城区	12 954	2571	21	33	29	0	0	0	0	0	0	450
夹江县	196 120	1243	218	624	624	0	110	10	32	32	0	133 040
锦江区	1 630 900	0	0	0	0	0	418	1	1	1	0	50
旌阳区	88 841	8245	10	16	16	0	659	1	10	10	0	2700
彭山区	201 650	0	0	0	0	0	362	55	218	218	0	4780
普格县	281 300	2435	38	162	152	0	842	24	100	90	0	2020
天全县	845 000	11 600	161	492	468	0	5717	0	0	0	0	35 850
合计	3 256 765	26 094	448	1327	1289	0	8108	91	361	351	0	178 890

2. 野粪监测结果　7个风险监测点人、牛、羊、马、犬等野粪共36份，经孵化检查，未发现血吸虫阳性粪便（表2）。

3. LAMP试验结果　各风险监测点解剖检测钉螺后，收集螺体软组织，由省血吸虫病诊断参比实验室集中开展环介导等温扩增技术（LAMP）检测钉螺体内血吸虫核酸，未发现阳性。

表 2　2015 年四川省血吸虫病风险监测野粪调查结果（份）

县名	牛粪		马粪		犬粪		人粪		羊粪		小计	
	数量	阳性数	数量	阳性数	数量	阳性数	数量	阳性数	数量	阳性数	数量	合计
涪城区	4	0	0	0	3	0	0	0	0	0	7	0
夹江县	0	0	0	0	4	0	0	0	0	0	4	0
锦江区	0	0	0	0	0	0	0	0	0	0	0	0
旌阳区	4	0	0	0	3	0	0	0	0	0	7	0
彭山区	0	0	0	0	1	0	1	0	0	0	2	0
普格县	7	0	6	0	0	0	0	0	0	0	13	0
天全县	0	0	1	0	1	0	0	0	1	0	3	0
合计	15	0	7	0	12	0	1	0	1	0	36	0

六、讨论

2009—2015 年四川省在血吸虫病传播阻断达标进程中，加强综合治理，在有螺环境实施农业、林业、水利、国土等部门的环境改造措施。2016 年国家又提出来消除血吸虫病的目标，要求四川省在 10 年内消除血吸虫病，今年开始了以县为单位的消除血吸虫病考核评估工作，又掀起了新一轮的血防高潮。

四川各地各级政府、各血防相关部门，加强血吸虫病防治，组织加强开展药物灭螺，有螺面积大幅减少，本次钉螺监测查出面积占调查面积的 5.50%，并且未发现阳性钉螺。也看到部分环境未得到彻底改变，残存的钉螺孳生环境仍存在，局部环境钉螺密度较高，钉螺回升的潜在危险因素仍存。

同时我省也加强了血吸虫病传染源控制措施，实施家畜圈养、以机代牛等控制措施，在血吸虫病流行区耕牛等家畜数量明显减少，少量的家畜也实施圈养，和人畜同步化疗，粪便随处可见，粪便污染严重。

本次也在轻流行区（或传播阻断地区）开展了风险监测工作，当地区、乡（街道办）、村（社区）各级均有相关人员参加，体现了血防工作是"政府职责"，卫生（疾控）部门技术参谋。

同时工作中也发现部分血防机构工作人员编制不足，人员年龄结构老化，仪器设备老旧和维护管理不够，血防实验检测不规范。部分地方血防工作量大，血防人员还承担了很多其他事务，投入血防工作的精力和时间有限。

综合分析本次风险监测结果，四川省还有一定面积的钉螺和家畜存在，未发现阳性钉螺，但是发现阳性野粪（牛粪和马粪）。我省要进一步做好家畜传染源监测管理工作，进一步消灭易感环境钉螺，继续开展综合治理措施巩固灭螺效果，省血吸虫病风险监测组建议如下：

1. 全省血防工作要围绕消除血吸虫病这个目标，全面推进消除血吸虫病达标工作。我省根据血吸虫病历史疫情轻重和防治难度，分为一般和重点地区，省、市要加强一般地区的技术指导，一般地区的县（市、区）疾控中心、乡（街道办）卫生院、村（社区卫生站）对区域内血防工作齐抓共管，建立血防工作长效机制。重点地区要发扬传播控制和传播阻断进程中的防治技术优势和防治经验,全面推进消除血吸虫病达标工作。

2. 扎实开展全省钉螺调查工作,掌握全省钉螺分布现状。各地要按照四川省钉螺调查方案,开展钉螺现场调查、GPS 信息采集,钉螺电子分布地图的制作工作,如期完成调查任务。各地要开展钉螺可疑孳生环境的扩大查螺,及时发现钉螺,防止钉螺扩散,为消灭钉螺提高准确信息。

3. 湿地血吸虫病风险监测显示彭山五湖四海湿地血吸虫病流行风险较高,成都白鹭湾湿地外围周边也发现钉螺。省内其他地方要加强湿地公园(可疑钉螺孳生环境、潜在流行区)血吸虫病防治工作,控制钉螺输入湿地,已有钉螺的环境积极地、因地制宜地开展灭螺,加强游客(人群)血防健康教育,较少疫水接触。

4. 进一步加强灭螺工作,确保无阳性钉螺。消除血吸虫病要求 5 年没有阳性钉螺,尽管本次监测未发现阳性钉螺,但是部分地方钉螺密度、面积较大,存在出现阳性钉螺的风险。各地进一步加强灭螺工作,坚持我省创立的黑膜灭螺和泥敷灭螺技术,推广灭螺新药和新剂型的应用,积极探索特殊环境(水产养殖区、茶叶水果种植区等)的灭螺的新型灭螺方法,继续开展综合治理措施巩固灭螺效果。

5. 进一步做好血吸虫病传染源控制工作。积极开展流动人口血吸虫病防治监测,开展多形式的健康教育防治模式。家畜是血吸虫病的重要传染源,各地要进一步做好血吸虫病传染源控制工作,坚持家畜圈养、以机代牛,加强输入传染源的监测管理工作。普格县要用好省财血防经费对畜牧部门的补助,加强家畜圈养、粪便管理和化疗工作。

6. 加强血防能力建设,引进新人,增添仪器设备、规范管理,提高血防能力。

本次工作得到成都、德阳、绵阳、乐山、眉山、雅安、凉山市(州)疾病预防控制中心,成都市锦江区、德阳市旌阳区、绵阳市涪城区、乐山市夹江县、眉山市彭山区、雅安市天全县、凉山州普格县疾病预防控制中心(血吸虫病防治站)的大力支持!

四川省湿地血吸虫病风险监测

四川省血吸虫病监测技术指导组

湿地是指适宜喜湿野生生物生存、具有较强生态调控功能的潮湿地域,包括湖泊、河流、水库、河口三角洲、滩涂、沼泽、湿草甸等常年积水和季节性积水的地域。四川作为一个湿地大省,拥有种类繁多、重要性突出的多种湿地类型,湿地生态系统总面积约 421 万 hm^2。湿地与森林、海洋并称全球三大生态系统,在世界各地分布广泛。湿地生态系统中生存着大量动植物,湿地特有的环境刚好是血吸虫病传播中间宿主钉螺孳生的适宜条件,湿地生态建设与血吸虫病的流行息息相关,国内外很多水利工程项目的建设造成血吸虫病的扩散。本文旨在调查湿地生态建设区血吸虫病流行情况,从生态学角度研究湿地环境与钉螺孳生的关系,人群与水接触的关系,为湿地建设与血吸虫病防治和谐发展工作提供科学依据。

一、方法

1. 调查范围

(1)水库监测:在丹棱县历史血吸虫病流行区,选择周围有较多入库沟渠、田地和果园的水库,确定了中型水库选取梅湾水库。

(2)邛海监测:在邛海湿地周边的西郊乡、川兴镇、高枧乡、海南乡 4 个乡(镇)中,选取与邛海湿地接壤的 11 个行政村。

(3)河流和人工湖监测:在广汉市和青白江区选取具有典型和有代表性的金雁湖、凤凰湖、鸭子河、马牧河等湿地。查阅收集各地湿地建设、当地血防的基础资料。

2. 钉螺监测

(1)钉螺调查:采用系统抽样与环境抽样相结合的方法,调查全部历史有螺环境及钉螺孳生的可疑环境,捕获钉螺,采用进行压碎法压检,观察有无血吸虫尾蚴。

(2)漂浮物网捞法:采用网捞法监测沟渠中漂浮螺类,打捞的漂浮物称重后浸塑料盒中轻轻揉洗,然后用 30 目(30 孔 /25.4mm)筛过,使吸附于漂浮物的螺蛳脱落,并分类计数螺类的数量。

(3)草帘诱螺试验:采用稻草帘诱螺法在监测沟渠投放,准备 0.5m×0.2m(0.1m²)的草帘 10 块,5 块草帘漂浮于水面上,5 块放置在水线附近,间距 20m,诱螺 3 天,取出后浸于塑料盆中轻轻揉洗,然后用 30 目筛过筛,分类计数螺类的数量,如发现钉螺,解剖观察钉螺感染情况。

(4)人工模拟钉螺漂浮扩散试验:人工将钉螺吸附在稻草上,观察钉螺随稻草在沟渠中的扩散情况。首先现场捕获钉螺，选择活性高的钉螺 1000 只。制作稻草帘子，使稻草湿润，将钉螺均匀投放到稻草席上，然后将吸附钉螺的稻草放入沟渠中，随水漂流，于下游 100m、200m、500m、1000m、2000m 处各捕捞稻草席 2 块，计数钉螺的数量。

（5）输入钉螺增殖试验：在四川省蒲江县选择一无螺环境，设置 6 个钉螺饲养框，框长 1m、宽 0.5m、高 0.5m，框的四方及顶部筛网封闭，钉螺饲养框保持相对独立，能阻止钉螺框内外交流活动。每框分别投放 2 只、4 只、6 只、8 只、10 只、20 只钉螺，雌雄比例 1:1。1 年后，淘洗钉螺饲养框内钉螺，记录新老螺死亡与存活的数量，统计出新螺繁殖率和新老螺死亡率。

3. 血吸虫病相关因素调查

（1）问卷调查：现场调查湿地游客、湿地周边居民共 100 人，了解人们到湿地的时间和频次，接触水情况；对水传疾病相关的基本知识的认知情况。

（2）病情调查：选择湿地周边的人群和湿地流动人口开展血吸虫查病，采用血清学方法（间接血凝试验 IHA）进行筛查，阳性者以 Kato-Katz 法（一粪三片）和尼龙绢孵化法（一粪三瓶）进行病原学检查。

（3）水体感染性监测：采用哨鼠法测定水体的感染性，每个点放置小鼠 1 笼（10 只），悬浮于水内表面、每次测定 8 小时（分 2 天），每天于 10：00—14：00 测定 4 小时。现场测定后带回实验室饲养 35 天后进行解观察。

（4）湿地钉螺扩散回顾调查：选择丹棱县梅湾水库和广汉市金雁湖，通过回顾性调查，收集水库人工湖建设情况，库区、灌溉沟渠和湖区、入湖沟渠钉螺孳生情况的历史资料，库（湖）区血吸虫病流行历史情况。

二、结果

1. 湿地基本情况　广汉市江河众多，境内共有大小河流 12 条，流经境内总长度 236km，境内塘、库、堰星罗棋布，湿地资源较为丰富，湿地主要类型是河流湿地——洪泛平原湿地。广汉市目前有湿地面积约 8200hm²。重点建设鸭子河、石亭江、绵远河、青白江和三江共 5 个重要湿地。

成都市青白江区地处成都平原，面积为 378.94km²，地形呈现西北平坝向东南丘陵山区的走势，属都江堰自流灌溉区和东风渠灌溉区。区内有清白江和毗河两条大河。凤凰湖湿地公园一期 800 亩核心区域功能齐全的大型景观，具有 300 亩的主题生态湖泊，种植了各类树木 6 万余株。

丹棱县地处长丘山区，湿地为水库、稻田、河沟等，有 51 座中小型水库。梅湾水库建于 20 世纪 70 年代，地处深丘，地势较陡，周围多为茂密林坡，有少量土表干燥的坡地果园，下游为湿润的浅丘果园。库面呈蜘蛛形，设计库容 1015 万 m³，常年蓄水约 726 万 m³，主要来自降水；夏季水位下降约 5m，蓄水约 110 万 m³；以城市供水为主、灌溉为辅。

凉山州西昌邛海生态保护与湿地恢复工程，建成湿地约为（21 641 亩）3245hm²，成为目前全国最大的城市湿地。邛海水面面积也从建设前不足 27km² 升至 31km²。邛海湿地建设涉及的海南、西郊、高枧、川兴等四个乡（镇）的 37 个行政村均为血吸虫病流行村。

上述的流行县和湿地保护区均为四川省历史血吸虫病重流行区，随着近年的血吸虫病传播控制和传播阻断达标工作的推进，四川各地血吸虫病疫情得到一定的控制，但各地仍有少量的残存钉螺,湿地传播风险存在。

2．钉螺监测结果

（1）常规查螺（表1）

1）丹棱梅湾水库：调查面积 384 650m²，发现有螺面积 27 410m²；共查螺 7078 框，捕获钉螺 2719 只，无感染性钉螺。水库上、下游有螺框出现率分别为 0.17%（10/5751）和 22.16%（294/1327），差异有统计学意义（$\chi^2 = 1267.40$，$P<0.05$）；活螺最高密度分别为 4.00 只 /0.11m²、28.00 只 /0.11m²，平均密度分别为 0.0031 只 /0.11m²、2.0339 只 /0.11m²。

该水库 9 条入库沟渠中有 2 条查出钉螺。左干渠用石条硬化，部分毁损，有螺框出现率为 50.94%，最高密度为 13 只 /0.11m²，平均密度为 2.57 只 /0.11m²。右干渠未硬化，杂草茂密，有螺框出现率为 12.50%，活螺最高密度为 2 只 /0.11m²，平均密度为 0.17 只 /0.11m²。左、右干渠有螺框出现率差异有统计学意义（$\chi^2 = 10.27$，$P<0.05$）。堤下 200m 内田地、果园有螺框出现率和密度相对较高。

2）西昌邛海周边：2009—2013 年连续对 11 个行政村的历史有螺面积进行调查，每年调查面积 2 668 190～2 694 830m²，调查框数有螺框出现率 0.30%～2.13%，共解剖 7632 只钉螺，未发现阳性钉螺。2014 年湿地建成后，连续两年对湿地内的各类环境进行全面调查，均未查见钉螺。

3）广汉青白江湿地：广汉鸭子河三星堆景区段湿地调查 602 000m²，未发现有钉螺。马牧河调查 180 000m²，有螺面积 12 000m²，活螺密度 0.21 只 /0.11m²。金雁湖调查 8000m²，有螺面积 2000m²，活螺密度 0.08 只 /0.11m²。稻田调查 4100m²，有螺面积 1800m²，活螺密度 0.45 只 /0.11m²。在凤凰湖湿地公园采用随机抽样调查了公园内 6 处环境共计 42 800m²，1638 框，未发现钉螺，其他螺类 245 只。上述环境均无阳性钉螺。

表 1　四川各湿地监测点钉螺调查结果

监测点（环境）		调查面积（m²）	有螺面积（m²）	调查框数	有螺框数	活螺数	活螺密度（只 /0.11m²）
丹棱	梅湾水库	384 650	27 410	7078	304	2717	0.38
广汉	马牧河	180 000	12 000	1798	120	386	0.21
	金雁湖	8000	2000	411	16	32	0.08
	稻田	4100	1800	82	20	37	0.45
	鸭子河	602 000	0	8526	0	0	0.00
青白江	凤凰湖	42 800	0	1638	0	0	0.00
西昌邛海	建设前	11 147 640	2 715 900	373 343	4605	7636	0.02
	建成后	5 949 720	0	142 500	0	0	0.00

（2）网捞法监测结果：在广汉市连山镇石门村的中沟进行试验，5 次网捞漂浮物重量分别为：10g、70g、9g、45g、15g，漂浮物均未检测到钉螺，发现田螺 2 只。

青白江祥福镇沟渠打捞了 30 分钟共计 5.32kg 漂浮物，回实验室经过筛洗后发现其他螺类 34 只，未发现钉螺。

（3）诱螺试验：在广汉市连山镇石门村的中沟进行试验，沟渠岸边有一块稻草帘发现钉螺 2 只；沟渠中间有 2 块稻草帘发现钉螺，分别为 1 只、2 只；岸边与沟渠中间各稻草帘均发现其他螺类，共200只。

青白江祥福镇10块诱螺草垫在监测沟内，发现蜗牛及其他螺类共62只，未发现钉螺。

在邛海湿地内的6条河内进行试验，每条河设置2个点，每个点放置1个草帘，2年来共设置24个点，放置24个草帘，均未捕获到钉螺，捕获其他螺类（扁卷螺和菜螺）58只。

（4）人工模拟钉螺漂浮扩散试验

在广汉市连山镇和青白江祥福镇的沟渠进行试验。分别投放了活螺980只、990只，收回率47.55%、35.35%（表2），吸附了其他螺类16只。最远漂移距离2000m时回收的标志物上仍有钉螺吸附，随着距离越远回收的钉螺吸附数呈递减趋势（相关系数 $R=-0.84$），钉螺回收率从98%下降到8%。

表2　不同距离人工模拟钉螺漂浮扩散结果

回收距离（m）	广汉				青白江			
	漂浮物编号	投放钉螺数	回收钉螺数	钉螺回收率（%）	漂浮物编号	投放钉螺数	回收钉螺数	钉螺回收率（%）
100	Y1	96	87	90.63	P1	100	98	98.00
100	Y2	99	91	91.92	P2	99	55	55.56
200	Y3	98	63	64.29	P3	99	80	80.81
200	Y4	96	49	51.04	P4	98	60	61.22
500	Y5	98	63	64.29	P5	97	1	1.03
500	Y6	97	42	43.30	P6	99	0	0
1000	Y7	98	17	17.35	P7	99	51	51.52
1000	Y8	100	23	23.00	P8	99	3	3.03
2000	Y9	99	23	23.23	P9	100	2	2.00
2000	Y10	99	8	8.08	P10	100	0	0
合计		980	466	47.55		990	350	35.35

（5）输入钉螺增殖试验：试验中每框投放钉螺2～20只，经1年的增长繁殖，每框的钉螺数量增值到120～638只，平均增殖倍数为51.24。钉螺增殖倍数与投放钉螺数呈负相关，即投放的钉螺数量越少钉螺增殖的倍数越高（$t_r=-3.0404$，$P<0.05$）。当投入1对钉螺时，经过1年的增殖，钉螺增殖到458只，钉螺增殖了229倍（表3）。

表3　投放不同数量与钉螺增殖结果

框号	投放钉螺数	新生钉螺		总螺数	钉螺增值倍数
		活螺	死螺		
1	2	440	16	458	229.00
2	4	536	48	588	147.00
3	6	428	39	473	78.83
4	8	539	91	638	79.75
5	10	203	72	285	28.50
6	20	67	33	120	6.00
合计	50	2213	299	2562	51.24

3. 湿地相关因素监测

（1）问卷调查

1）血防知识：在金雁湖湿地公园问卷调查100人，仅66%的人知道血吸虫病传播和钉螺有关。87%的人知道感染血吸虫后，不及时治疗会发展成晚期血吸虫病，俗称"大肚子病"。57%的人不知道粪便是血吸虫病的传染源。65%的人知道预防血吸虫病的最好办法，不到有钉螺的水中游泳、玩耍、洗衣物者。77%的人不知道血吸虫病治疗药物。血吸虫病有关知识知晓率，答对4个及4个以上占58%。

2）接触水体调查：调查人群中53人有接触湿地水的情况，该人群接触湿地水的体表部位：手和脚同接触占51%，仅手接触占21%，仅脚接触占19%，下半身接触占9%。在凤凰湖湿地公园，通过现场观察466位游客、工作人员及周边居住人群，其中41位人员接触了湿地公园的水，均为手或足接触水体。接触时间最长为60分钟，最短为30秒。

（2）湿地周边人群血吸虫病感染调查：建设前邛海湿地周边人群检查5108人，血清阳性233人，血清阳性率4.56%，粪检233人查出阳性19人，感染率0.37%；湿地建成后检查6332人，血清阳性223人，血清阳性率3.5%，对血清阳性223人进行粪便检查，未查出阳性。广汉市金雁湖周边真武村查病565人，血阳11人，血阳率为1.9%；流动人口检查58人，血阳1人，血阳率1.72%，病原学检查未检测到阳性。青白江凤凰湖湿地周边的大同镇同福村6～65岁的常住人口1302人开展了血吸虫病普查工作，血清学阳性58人，血阳率为4.45%，58人均进行了粪检均为阴性。

（3）水体感染性监测：在邛海周边的海河、切切河、焦家河、鹅掌河分别设置8个哨鼠监测点，3年共投放小鼠480只，回收480只，解剖476只，均未发现阳性小鼠。广汉金雁湖、青白江凤凰湖投放哨鼠210只，解剖201只，未发现阳性哨鼠。

（4）湿地钉螺扩散回顾调查结果：四川省丹棱县梅湾水库周边为血吸虫病轻疫区，1977年建库后造成钉螺扩散，至1992年新增有螺面积13hm²；20世纪80～90年代梅湾村人群感染率高达30%以上，出现2例晚期血吸虫病病人，下游的龙滩村哨鼠感染率高达40%。

广汉金雁湖位于鸭子河畔，占地800余亩，三面环水，其中湖面200余亩，又名水上植物园，民间俗称"水上公园"。金雁湖建设在广汉市雒城镇蔬菜社、北外乡桅杆村的钉螺环境内，金雁湖的水源来自周边的有螺环境的沟渠。金雁湖20世纪90年代初建成，90年代末在入湖沟渠和湖区发现钉螺，2002年入湖沟渠中发现阳性钉螺，金雁湖旁边的桅杆村出现急性血吸虫病人。

三、讨论

1. 部分湿地有钉螺分布，随水系漂浮输入的可能性存在。通过系统的调查研究和实验观察，在部分湿地发现钉螺；本次沟渠漂浮物网捞检查未发现钉螺，但发现其他螺类，人工钉螺模拟漂浮扩散试验证明钉螺可随漂浮物漂流2000m以上；通过诱螺试验中能提高查螺的敏感性。这些调查结果证明了在湿地内开展钉螺监测的必要性，不论湿地当前是否钉螺，钉螺输入的可能是存在的。

2. 一旦有钉螺输入，钉螺大量迅速增值。新建的湿地多数为发现钉螺，但是湿地周边或湿地的水源都来自血吸虫病流行区，当前残存钉螺仍然存在，只要有少量的钉螺输入，即可迅速大量的增殖。人工实验中投入 1 对钉螺时，经过 1 年的增殖，钉螺增殖到 458 只，钉螺增殖了 229 倍。

3．水库上下游钉螺广泛分布，果园逐渐成为主要钉螺孳生环境。水库上游下游均有有螺分布，下游螺情重于上游。同时还发现水库干渠硬化区域有螺框出现率和钉螺密度反而比非硬化部分大，与丁兆军等研究得出的单纯硬化有螺沟渠并不能彻底消灭钉螺的结论一致。原因在于硬化沟渠年久失修后钉螺仍易孳生，而林坡或未硬化沟渠因杂草过于茂密而不利于钉螺生长。堤下 200m 内田地、果园有螺框出现率和密度相对较高，表明随着产业结构调整，果园已逐渐成为丘陵地区钉螺孳生的主要环境。

4．未发现传染源和阳性哨鼠，但人群血防知识欠缺，感染风险存在。通过湿地游客和周边人群的调查未发现粪检阳性患者，哨鼠水体监测未发现阳性哨鼠。但是调查发现人群经常接触湿地的水体，他们血吸虫病防治知识欠缺，与杭州西溪湿地调查相似。湿地附近村民中，但仍有少部分的血阳患者存在。

5．湿地短期内控制钉螺，时间变迁出现钉螺。湿地生态建设过程中采用退塘还湖、退田还湖、退房还湖、开新填旧和浅滩清淤疏浚等方法。邛海湿地周边不同的地理环境采取灭螺措施，湿地内道路已硬化，建造荷塘、花圃、草地、树林等，钉螺孳生的水田壁和沟渠得到全面的改变。同时原有居民全部搬迁集中居住，厕所均为无害化厕所，当地居民原有的生产方式从务农改变为景区管理者。既有效地消除了残存钉螺，又切断了传播途径，从根本上改变了该湿地范围内血吸虫病的传播条件。通过回顾性调查广汉市金雁湖湿地公园，建湖几年后发现钉螺，主要从输水沟渠扩散进入湖区，并在入湖沟渠中查到阳性钉螺，周边村庄出现急性血吸虫病人，尾蚴完全可以进入湖区，感染的隐患存在。丹棱县梅湾水库的建设更是造成了血吸虫病的扩散流行。

6．建立湿地时彻底消灭钉螺，实施防螺输入措施，开展长期系统监测。按照国家血吸虫病防治条例，在疫区建设湿地公园前彻底清理钉螺环境，随引进的水生植物、苗木等防止带入钉螺，输水渠道中建立控制钉螺措施（比如防螺网、沉螺池等）。加强群众血防知识教育，开展湿地周边人群血吸虫病病情监测，杜绝传染源的输入。定期开展钉螺监测，应用敏感的查螺方法及时发现钉螺，并提出控制钉螺的措施方法。

生态保护和湿地建设等许多措施恢复和改变了自然环境，更适合人居，是社会的巨大进步。但是从疾病防治，特别是血吸虫病控制而言，可能存在一些不利因素，比如环境生态的恢复，可能造成钉螺的重新孳生和扩散，伴随产生一些新的问题，只要有适宜血吸虫生长的环境，血吸虫就会重新出现。今后还要继续关注生态湿地建设中引起钉螺孳生和血吸虫病流行的因素，提出生态湿地建设中预防血吸虫病流行和钉螺孳生的措施，最终达到生态保护湿地建设改善了人居环境，又不会造成血吸虫病死灰复燃的目标。

2015 年四川省血吸虫病监测督导报告

四川省血吸虫病监测技术指导组

按照《全国血吸虫病监测方案》(2014 版)和《四川省血吸虫病监测及监测体系建设方案》的要求,2015 年开始在全省 63 县(市、区)设立血吸虫病监测点,开展全面的血吸虫病监测工作。为保证监测工作质量,推进监测工作进展,四川省疾病预防控制中心下发了《关于开展 2015 年下半年全省血吸虫病监测工作督导的通知》(川疾发〔2015〕94 号),由四川省血吸虫病监测技术指导组和省疾病预防控制中心的血防专家组成本次血防监测督导组,赴相关市(州)检查督导了各地血吸虫病监测工作。

一、时间

2015 年 11~2016 年 2 月。

二、督导范围

1. 四川省血吸虫病监测技术指导组抽取成都等 10 个市(州)开展市级监测工作督导,同时抽取各市(州)的 10 县(市、区)开展县级监测工作督导。抽取的地区分别为成都市龙泉驿区、德阳市罗江县、绵阳市江油市、攀枝花市米易县、乐山市峨眉山市、眉山市青神县、内江市资中县、资阳市乐至县、雅安市名山区、凉山州会理县。

2. 全省 63 个血吸虫病流行县(市、区)开展各流行县(市、区)的监测能力调查问卷。

三、督导方法

由四川省疾病预防控制中心寄生虫病所组织各市(州)专家对血吸虫病监测工作开展交叉现场督导。

(一)督导组成员

四川省疾病预防控制中心寄生虫病所的血吸虫病监测及血吸虫病诊断参比实验室负责同志,各市(州)血吸虫病监测工作负责人。

(二)督导内容与流程

1. 现场督导

(1)听取汇报:市级和县级血吸虫病监测机构分别对辖区监测工作开展情况进行汇报。

（2）查询原始资料：查询市级、县级监测工作的相关资料，包括工作文件、调查原始数据及汇总数据、相关报告、监测物资登记管理记录等。

（3）评估监测能力：督导组携带孵化标准品及阳性 Kato-Katz 片考核县级血防机构实验室孵化水准和阅片水平，了解监测相关实验室设备、试剂配置及专业人员对专业技术和软件的掌握情况等。

（4）现场考察：结合实际，选择现场查看和访谈。

（5）督导标准：根据建立的血吸虫病监测工作质量评价指标对各项工作进行评分。

2. 问卷调查　各监测点所在县（市、区）血防机构完成监测能力调查问卷，各市（州）监测机构负责辖区内各县调查问卷收集，于 12 月 31 日前上报四川省 CDC 寄生虫病所血防科。

四、督导结果

（一）市级督导结果

1. 组织保障　组织保障主要内容为成立血防（血防监测）的工作组（指导组），以及具体的职责和分工等。除乐山和眉山外，其他市州未成立血防监测的工作组（指导组）。各市州根据国家和四川省的血吸虫病监测方案制订了市级的血吸虫病监测方案，各地无单独的血吸虫病监测工作计划，仅在地方病工作计划中包含血防监测内容。各市州将监测试剂、器材等及时下发各县，监测经费使用合理。

2. 质量控制　各市州均举办了两次以上的血防监测培训，各地监测培训都与其他培训整合开展，这也符合我省的实际。各市州按照监测要求，开展市级对县级的督导检查，各地未按要求对县级的资料进行抽查。

3. 数据管理　各市州的大疫情管理一般有疫情管理科负责，整体工作较规范，仅攀枝花市只有审核无上报权限。市级对监测数据审核后上报，2015 年病情数据上报尚可，钉螺数据上报滞后，省血防进行了通报，除乐山市外，其他市州未按时上报（各市以县为单位，6 月 15 日前上报得分，9 月 10 日前上报得一半的分，9 月 10 日后上报不得分）。各地按方案要求开展病例管理工作。各市监测资料分类归档，收集有相关的文件，无单项监测报告和年度监测报告、疫情分析报告等。

表 1　四川省血吸虫病监测督导工作指导与评分表（市级督导使用）

内容	一. 组织保障					二. 质量控制				三. 数据上报与整理					总分
	小计	组织领导	工作计划	物资保障	经费保障	小计	市级培训	技术指导	抽查复核	小计	大疫情管理	监测数据上报	病例管理	资料管理	
分值	30.0	8	7	8	7	30	12	10	8	40.000	10	10.00	10	10	100.00
成都	25.5	5	5.5	8	7	24	8	10	6	34.750	10	7.75	10	7	84.25
雅安	25.5	5	5.5	8	7	24	8	10	6	36.500	10	8.50	10	8	86.00
眉山	28.5	8	5.5	8	7	22	6	10	6	37.167	10	9.17	10	8	87.67
德阳	25.5	5	5.5	8	7	22	6	10	6	36.750	10	8.75	10	8	84.25
绵阳市	25.5	5	5.5	8	7	22	6	10	6	37.167	10	9.17	10	8	84.67
攀枝花	23.5	5	5.5	8	5	22	6	10	6	31.000	8	5.00	10	8	76.50

续表

内容	一.组织保障					二.质量控制				三.数据上报与整理					总分
	小计	组织领导	工作计划	物资保障	经费保障	小计	市级培训	技术指导	抽查复核	小计	大疫情管理	监测数据上报	病例管理	资料管理	
凉山	25.5	5	5.5	8	7	22	6	10	6	36.643	10	9.64	10	7	84.14
乐山	28.5	8	5.5	8	7	22	6	10	6	38.000	10	10.00	10	8	88.50
资阳	25.5	5	5.5	8	7	22	6	10	6	36.333	10	8.33	10	8	83.83
内江	24.0	5	4	8	7	22	6	10	6	33.000	10	5.00	10	8	79.00

（二）县级督导

1. 组织保证　罗江、江油、米易和乐至按照方案要求成立了血防监测工作组（指导组），职责和分工明确，其他县未成立监测工作组。各县制定了血防监测方案，除资中外其他在地方病年度工作计划中提及血防监测。各地的监测试剂、器材登记管理、保管妥当。除罗江和米易外，各县监测经费及时落实，使用合理。

2. 能力建设　各地认真参加上级的血防监测相关内容的培训，认真进行大疫情浏览、审核和上报，有专人负责疫情资料收集、管理，熟悉疫情相关知识和应用软件。除罗江县外其他县无专门的血防粪检实验室，全部县无孵化用光照培养箱。孵化结果除会理外其他县正确，Koto-Katz 片各地定性正确，乐至、名山定量准确，其他县定量结果偏差较大，主要为计数结果远大于实际结果。

3. 任务完成情况　各地按照方案要求正确选点。名山、青神、米易、会理、峨眉山未使用统一试剂（IHA）人群病情监测；龙泉驿 IHA 血检无阳性，江油 IHA 血检阳性太低；资中的 IHA 血阳者未开展孵化检查。家畜监测一般由各县畜牧部门开展，名山全县无引进家畜，米易、会理未开展家畜查病，乐至全县无耕牛。各地按方案要求开展钉螺监测工作，全部县未开展钉螺 LAMP 检测。

4. 数据资料管理　2015 年病情资料按时完成上报，钉螺资料上报滞后，青神、江油、峨眉山 6 月 15 日前按时上报，名山、罗江、会理、乐至 9 月 10 日前上报，龙泉驿、米易、资中 9 月 10 日后上报。各地按照方案要求进行了病例管理，监测资料分类归档、独立成册，数据较完整，有年度监测报告。

表2　四川省血吸虫病监测督导工作指导与评分表（县级督导使用）

内容	组织保障					能力建设					任务完成情况					数据上报与整理				总分
	小计	组织领导	工作计划	物资保障	经费保障	小计	培训学习	大疫情管理	监测数据上报	检测能力	小计	监测点选择	人群查病	家畜查病	钉螺调查	小计	疫情上报	病例管理	数据管理	
分值	16	4	4	4	4	32.0	7	6	7	12	28	2	12	6	8	24	10	5	9	100.0
龙泉驿	15.5	3.5	4	4	4	30.5	7	6	7	11	22	2	6	6	8	21	7	5	9	89.0
名山	15	3	4	4	4	30.0	7	6	7	10	20	2	6	6	8	22.5	8.5	5	9	87.5
青神	15	3	4	4	4	29.5	7	6	7	9.5	25	2	9	6	8	24	10	5	9	93.5

续表

内容	组织保障					能力建设					任务完成情况					数据上报与整理				总分
	小计	组织领导	工作计划	物资保障	经费保障	小计	培训学习	大疫情管理	监测数据上报	检测能力	小计	监测点选择	人群查病	家畜查病	钉螺调查	小计	疫情上报	病例管理	数据管理	
罗江	14	4	4	4	2	30.5	7	6	7	11	28	2	12	6	8	22.5	8.5	5	9	95.0
江油	16	4	4	4	4	29.5	7	6	7	9.5	26	2	10	6	8	24.0	10	5	9	95.5
米易	14	4	4	4	2	28.5	7	6	7	8.5	20	2	6	4	8	21.0	7	5	9	83.5
会理	15	4	4	4	3	23.5	7	6	5	5.5	18	2	4	4	8	22.5	8.5	5	9	79.0
峨眉山	15	3	4	4	4	29.0	7	6	7	9	22	2	6	6	8	24.0	10	5	9	90.0
乐至	16	4	4	4	4	30.0	7	6	7	10	24	2	10	4	8	22.5	8.5	5	9	92.5
资中	14	3	3	4	4	29.5	7	6	7	9.5	22	2	8	4	8	21.0	7	5	9	86.5

（三）县级血吸虫病监测能力问卷调查结果

四川省卫生计生委大力推进血吸虫病监测体系的构建，监测是今后血吸虫病防治中的重要工作内容。全省63个监测点均在规定时间内按时上交了能力问卷调查表，汇总结果如下：

1. 基本信息　各监测点所在疾病预防控制中心（血防站）从事血防业务工作 <3 人者有13个县，3～10人有28个县，≥10人有22个县；专职血防人员 <3 人者有32个县，3～10人有17个县，≥10人有14个县。其中青羊区、武侯区、名山区、会理县等20个县（区）无专职血防人员。

2. 监测能力　全省39个县设置了血吸虫病哨点医院。在查螺、查病，或疫情处置时，使用全球定位系统（GPS）的有57个县。当县（市、区）辖区内的医院通过疫情网络报告了急性血吸虫病病例，会收到短信提示的有37个县。

3. 检测能力　全省共35个县有独立的血吸虫病或寄生虫病实验室。其中2个为国家血吸虫病诊断网络实验室。所在单位当前具有开展改良加藤法、集卵孵化法、钉螺解剖镜检法、间接血凝试验、酶联免疫吸附试验。

4. 疫情上报　负责血吸虫病疫情上报的人员，从事过血吸虫病防治工作的有51个县。疫情上报人员接受过疫情上报相关知识培训的有61个县。在血吸虫病疫情报告时，当疾控机构看到某医院报告慢性血吸虫病疑似病例时，47个县向报告医院核实诊断。

5. 资料管理　53个县监测资料（包括原始数据和工作报告）与面上血防工作资料分开，独立建档。51个县有文件规范监测资料的管理。55个县的监测资料（包括原始数据和工作报告）每年装订成册。16个县查螺时产生的孳生环境分布图电子化（扫描、拍照或标注于电子地图）保存。

6. 各市州得分情况　乐山、眉山和雅安为市级疾控中心的前三甲，江油、罗江和青神为县级疾控中心的前三甲，眉山、绵阳和德阳为合计得分的前三甲。

表3　四川省血吸虫病监测督导评分总表

内容	市 CDC 得分	抽查县 CDC 得分	合计
分值	100.00	100.0	200.00
成都市	84.25	89.0	173.25
雅安市	86.00	87.5	173.50
眉山市	87.67	93.5	181.17
德阳市	84.25	95.0	179.25
绵阳市	84.67	95.5	180.17
攀枝花市	76.50	83.5	160.00
凉山州	84.14	79.0	163.14
乐山市	88.50	90.0	178.50
资阳市	83.83	92.5	176.33
内江市	79.00	86.5	165.50

五、存在问题

1. 多数市、县两级未成立血防监测工作组（指导组），市级无单独的血防监测工作计划。

2. 部分县数据上报滞后，影响了全省结果的汇总及上报。6 月 15 日（国家方案要求 6 月 15 日上报）前上报的县：锦江区、双流县、郫县、蒲江县、新津县、崇州市、广汉市、什邡市、绵竹市、天全县、芦山县、乐山市中区、沙湾区、五通桥区、井研县、夹江县、峨眉山市、西昌市、德昌县、普格县、昭觉县、喜德县、冕宁县、东坡区、仁寿县、彭山区、青神县、涪城区、江油市、游仙区、安县、雁江区。9 月 10 日前上报的县：金牛区、成华区、青白江区、新都区、金堂县、温江区、大邑县、都江堰市、彭州市、邛崃市、旌阳区、中江县、罗江县、雨城区、名山区、荥经县、会理县、洪雅县、丹棱县、北川县、绵阳高新区、简阳市、乐至县。9 月 10 日后上报的县：成都高新区、青羊区、武侯区、龙泉驿区、米易县、盐边县、翠屏区、资中县。

3. 部分县未按照方案开展监测工作。名山、青神、米易、会理、峨眉山未使用统一试剂（IHA）人群病情监测，10 个县中一半违背监测方案，可以推测全省未统一试剂的县数比例很高，这将严重影响病情监测质量，影响与全国的横向比较，也影响今后各地的纵向比较。病情监测质量较低，龙泉驿 IHA 血检无阳性，江油 IHA 血检阳性太低。全部县未开展 LAMP 试验检测钉螺体内尾蚴工作。名山全县无引进家畜，乐至全县无耕牛。

4. 诊断检测能力不足。多数县无专门的血防粪检实验室，无孵化用光照培养箱。少数县孵化孵化条件不足，未能孵化出毛蚴；Kato-Katz 定量结果偏差较大。

5. 市（州）疾控中心职责履行不够。市级应承上启下，未抽查核实县级监测数据。省监测技术指导组指导不力，下现场频次少，IHA 试验配套器材准备不足。

6. 各地对监测方案的学习理解不细致。比如监测范围，流动人口全县监测；阻断县的耕牛全县监测；无螺的阻断县，没有本地人群监测要求，且应每年更换监测村等。

六、建议

1. 本次血防监测督导主要参照国家督导方案和评分标准,部分条款不适宜对专业部门,如经费和物资保障主要是行政部门的工作;组织保障中的责任和分工等界定不明确。市级的监测培训也应该细化,监测专门培训,还是结合其他工作的综合培训等。今后我省制定监测督导方案时要进行修订。

2. 市级加强监测督导指导,及时核实县级监测数据,按时审核上报数据等工作。

3. 省级加强监测技术培训、指导,现场指导各点的查螺、查病、资料管理、数据分析、报告论文撰写等工作。

4. 加强县级血防实验室建设,各地能开展血吸虫病孵化实验,能鉴别血吸虫病毛蚴。培养 Kato-Katz 阅片技术人员,能鉴别常见的肠道蠕虫卵。

5. 各地按时上报监测数据。每完成一项现场工作,及时统计整理资料,完成上报。

6. 协调国家所,落实 LAMP 试验的配套试剂采购、培训等工作。省疾控中心落实 IHA 器材的采购等工作。

7. 加强《监测方案》的学习,全面领会监测工作内容,科学安排各项监测工作。

8. 建立 2016 年全省血吸虫病监测点(省、市、县)联系人名册,专人负责监测进展及数据填报工作,保障监测工作顺利完成。

附：2015 年四川省血吸虫病监测点分布基本信息

地区国标码（10 位）	省	市（区）名	区县名	乡镇名	行政村名	分类	性质	联系人 单位	联系人 姓名	联系人 手机号码	联系人 地址	邮编
5101841701	四川省	成都市	崇州市	白头镇	甘泉	已达传播阻断有螺县	固定点	崇州市疾控中心	唐筱璐	13882236518	崇州市崇阳镇中南街 482 号巷内疾病预防控制中心	611072
5101210101	四川省	成都市	金堂县	赵镇	栖木河	已达传播阻断有螺县	固定点	金堂县疾控中心	马锐	13518119174	成都市金堂县赵镇金中路 56 号	610400
5101831007	四川省	成都市	邛崃市	回龙镇	五页	已达传播阻断有螺县	固定点	邛崃市疾控中心	汪涛	13982056180	邛崃市长安大道 173 号	611530
5101321404	四川省	成都市	新津县	永商镇	九莲	已达传播阻断有螺县	固定点	新津县血防站	毛建伟	13568876701	新津县血吸虫病防治站（武阳西路 106 号）	611430
5101220101	四川省	成都市	双流县	东升街办	长兴	已达传播阻断有螺县	固定点	双流疾控中心	杨革	13981824495	双流县东升街道藏卫路南二段 759 号	610200
5101222001	四川省	成都市	天府新区	大林镇	大林	已达传播阻断有螺县	固定点	天府新区疾控工作办公室	刘燕	13678016908	双流县正兴镇大安路 519 号	610213
5101141404	四川省	成都市	新都区	清流镇	三尺	已达传播阻断有螺县	固定点	新都区疾控中心	高贵彬	13308095808	新都区东街 48 号	610500
5101071303	四川省	成都市	武侯区	金花镇	金花桥	已达传播阻断无螺县	流动点	武侯区疾控中心	吴力勤	13088081062	成都市武侯区广福桥路 6 号	610041
5101291705	四川省	成都市	大邑县	三岔镇	七一	已达传播阻断有螺县	固定点	大邑县血防站	李安智	18980738637	成都市大邑县晋原镇小东街 47 号	611330

续表

地区国标码（10位）	省	市（区）名	区县名	乡镇名	行政村名	分类	性质	联系人				邮编
								单位	姓名	手机号码	地址	
5101041501	四川省	成都市	锦江区	三圣街办	红砂	已达传播阻断有螺县	固定点	锦江区疾控中心	汪涛	13881926036	锦江区锦华路一段221号	610023
5101060320	四川省	成都市	金牛区	天回镇	长胜	已达传播阻断无螺县	流动点	金牛区疾控中心	徐莉	13060037351	成都金牛区茶店子横街12号	610036
5101151406	四川省	成都市	温江区	永宁镇	永福	已达传播阻断无螺县	流动点	温江区疾控中心	王志勇	13678066807	温江区万春路81号	611130
5101120504	四川省	成都市	龙泉驿区	洛带镇	岐山	已达传播阻断有螺县	固定点	龙泉驿区疾控中心	杜可馨	13982201401	龙泉驿区建材路619号	610100
5101080121	四川省	成都市	成华区	青龙镇	海滨	已达传播阻断无螺县	固定点	成华区疾控中心	李虹璇	13086600918	成都市成华区新鸿路8号	650012
5101310508	四川省	成都市	蒲江县	寿安镇	插旗山	已达传播阻断有螺县	固定点	蒲江县疾控中心	张辉	13683426300	蒲江县鹤山镇朝阳大道驭虹路69号	611630
5101051701	四川省	成都市	青羊区	文家镇	文家社区	已达传播阻断无螺县	流动点	青羊区疾控中心	陈秀岚	13438109293	青羊区红墙巷37号	610031
5101133307	四川省	成都市	青白江	清泉镇	北宁村	已达传播阻断有螺县	固定点	青白江区血防站	叶玉玲	18980646229	青白江血防站	610300
5101820704	四川省	成都市	彭州市	葛仙山镇	东虎	已达传播阻断有螺县	固定点	彭州市血防站	付涛	13980864880	彭州市体育场东街171号	611930
5101090000	四川省	成都市	高新区	中和镇	应龙社区	已达传播阻断有螺县	固定点	成都疾控中心高新分中心	胡强	15328098892	新义街59号	610041

续表

| 地区国标码（10位） | 省 | 市（区）名 | 区县名 | 乡镇名 | 行政村名 | 分类 | 性质 | 联系人 | | | 邮编 |
								单位	姓名	手机号码	地址	
5101810403	四川省	成都市	都江堰市	天马镇	禹王	已达传播阻断无螺县	流动点	都江堰市疾控中心	周建	13880288689	都江堰市联盟北路 2 号	611830
5101241706	四川省	成都市	郫县	古城镇	水梨	已达传播阻断有螺县	固定点	郫都区疾控中心	郭强	13882178669	成都市郫县郫筒镇望东路 35 号	611700
5120813001	四川省	成都市	简阳市	镇金镇	小湾	已达传播阻断有螺县	固定点	简阳市疾控中心	段斌	18080567603	简阳市疾控中心	641499
5106231310	四川省	德阳市	中江县	富兴镇	汉卿	未达传播阻断	固定点	中江县血防站	邹建	13981048899	中江县一环路南段 999 号	618100
5106811504	四川省	德阳市	广汉市	西高镇	马堰	已达传播阻断有螺县	固定点	广汉市疾控中心	代凯	13881023808	广汉市顺德路 133 号	618300
5106832401	四川省	德阳市	绵竹市	绵远镇	广西	已达传播阻断有螺县	固定点	绵竹市血防所	刘克刚	13981031155	绵竹市剑南镇南京大道一段 268 号	618200
5106030903	四川省	德阳市	旌阳区	孝泉镇	两河	未达传播阻断	固定点	旌阳区血防站	郑伟	13981086869	旌阳区龙泉山北路 333 号	618000
5106821709	四川省	德阳市	什邡市	马井镇	玉马	已达传播阻断有螺县	固定点	什邡市血防站	张哲源	13408388311	什邡市方亭街道办西顺城街 207 号	618100
3417231506	四川省	德阳市	罗江县	白马关镇	二西	已达传播阻断有螺县	固定点	罗江县疾控中心	肖寿宝	13990261915	罗江县滨江西路 147 号	618500
5111120101	四川省	乐山市	五通区	冠英镇	黄益塘	已达传播阻断有螺县	固定点	五通桥区疾控中心	赖佳洁	18080655590	五通桥区疾病预防控制中心（文化路 526 号）	614800

续表

地区国标码（10位）	省	市（区）名	区县名	乡镇名	行政村名	分类	性质	联系人				邮编
								单位	姓名	手机号码	地址	
5111110502	四川省	乐山市	沙湾区	碧山乡	铁寨	已达传播阻断有螺县	固定点	沙湾区疾控中心	李显滢	18080659393	沙湾区疾病预防控制中心（龙跃路560号）	614900
5111110502	四川省	乐山市	井研县	分全乡	青龙	已达传播阻断有螺县	固定点	井研县疾控中心	方小平	13550576359	井研县疾病预防控制中心（水亭巷35号）	613100
5101291105	四川省	乐山市	夹江县	吴场镇	龙华	已达传播阻断有螺县	固定点	夹江县疾控中心	童晓明	15884396535	夹江县疾病预防控制中心（西河路30号）	614100
5111810902	四川省	乐山市	峨眉山市	符溪镇	丰收	已达传播阻断有螺县	固定点	峨眉山市疾控中心	潘爱国	13981323118	峨眉山市疾病预防控制中心（万福西路8号）	614200
5111021060	四川省	乐山市	市中区	苏稽镇	曾河坝	已达传播阻断有螺县	固定点	乐山市中区疾控中心	王远	13320915786	乐山市中区疾病预防控制中心（白燕路140号）	614000
5134012103	四川省	凉山州	西昌市	大兴乡	新民	未达传播阻断县	固定点	西昌市血防站	冯宗亮	18989258926	西昌市顺河街127号西昌市血防站	615000
5134321101	四川省	凉山州	喜德县	鲁基乡	大更	已达传播阻断有螺县	固定点	喜德县疾控中心	熊宁波	13981558902	喜德县疾控中心	616750
5134240606	四川省	凉山州	德昌县	王所乡	小冯	已达传播阻断有螺县	固定点	德昌县疾控中心	刘世祥	13881588835	德昌县疾控中心	615500

续表

地区国标码（10 位）	省	市（区）名	区县名	乡镇名	行政村名	分类	性质	联系人 单位	联系人 姓名	联系人 手机号码	联系人 地址	邮编
5134280107	四川省	凉山州	普格县	荞窝镇	安木足	未达传播阻断县	固定点	普格县疾控中心	刘志斌	18009003025	普格县普基镇青年路 6 号	615300
5134314101	四川省	凉山州	昭觉县	玛增依乌乡	腰占坡	已达传播阻断有螺县	固定点	昭觉县疾控中心	谢勇	15282981234	昭觉县新街 4 号	616150
5134251201	四川省	凉山州	会理县	外北乡	光荣	已达传播阻断有螺县	固定点	会理县疾控中心	刘志强	18981570873	会理县滨河路 205 号	615100
5134330402	四川省	凉山州	冕宁县	漫水湾镇	黄土坡	已达传播阻断有螺县	固定点	冕宁县疾控中心	吴成华	13980284446	冕宁县疾控中心	615600
5114021501	四川省	眉山市	东坡区	秦家镇	一里	未达传播阻断县	固定点	东坡区血防站	王志祥	13608162880	眉山东坡区府街 112 号	620010
5114211603	四川省	眉山市	仁寿县	宝马乡	尖兵	未达传播阻断县	固定点	仁寿县疾控中心	杨凯	18723365156	仁寿县疾病预防控制中心	620500
5114220907	四川省	眉山市	彭山区	保胜乡	龙安	已达传播阻断有螺县	固定点	彭山区血防站	兰强	18990311729	彭山县东后街 6 号（血防站）	620860
5114230733	四川省	眉山市	洪雅县	余坪镇	福宝	已达传播阻断县	固定点	洪雅县疾控中心	何文艳	13518409199	洪雅县疾病预防控制中心	620360
5101830808	四川省	眉山市	丹棱县	杨场镇	杨坝	已达传播阻断有螺县	固定点	丹棱县疾控中心	范建儒	13990362424	丹棱县疾病预防控制中心	620200
5114251603	四川省	眉山市	青神县	河坝子镇	杨店	已达传播阻断有螺县	固定点	青神县疾控中心	周翠娥	13890382802	青神县青城镇育艺街 60 号	620460

续表

地区国标码（10位）	省	市（区）名	区县名	乡镇名	行政村名	分类	性质	单位	联系人			邮编
									姓名	手机号码	地址	
5107814102	四川省	绵阳市	江油市	小溪坝镇	鲜花	已达传播阻断有螺县	固定点	江油市疾控中心	陈正扬	15883795135	江油市疾病预防防控制中心	621700
5107040910	四川省	绵阳市	游仙区	小枧沟镇	八龙	已达传播阻断有螺县	固定点	游仙区疾控中心	唐琳	13518311795	游仙区疾控中心	621000
5107262121	四川省	绵阳市	北川县	安昌镇	纳溪	已达传播阻断有螺县	固定点	北川县疾控中心	王飞	13990164739	北川县疾控中心	622760
5107241001	四川省	绵阳市	安县	永河镇	安乐	已达传播阻断有螺县	固定点	安州区疾控中心	何蓉	13980128215	安县疾控中心	622651
5107030403	四川省	绵阳市	涪城区	金峰镇	新丰	已达传播阻断有螺县	固定点	涪城区血防站	王林	13183788881	绵阳市长虹大道南段158号	621000
5107060307	四川省	绵阳市	高新区	磨家镇	双凤坪	已达传播阻断有螺县	固定点	绵阳高新区疾控中心	钟秀清	18990180539	绵阳高新区疾控中心	621000
5110250201	四川省	内江市	资中县	水南镇	石膏七	已达传播阻断无螺县	流动点	资中县疾控中心	梁英凤	13990546436	资中县疾控中心	641200
5104222612	四川省	攀枝花市	盐边县	永兴镇	平田	已达传播阻断有螺县	固定点	盐边县疾控中心	张超	14781277596	盐边县疾控中心	617100
5104211104	四川省	攀枝花市	米易县	白马镇	田坝	已达传播阻断有螺县	固定点	米易县疾控中心	张惟	13982303265	米易县疾控中心	617200
5118020401	四川省	雅安市	雨城区	姚桥镇	联坪	已达传播阻断有螺县	固定点	雨城区疾控中心	陈登良	13518348127	雨城区疾控中心	625000

续表

地区国标码（10位）	省	市（区）名	区县名	乡镇名	行政村名	分类	性质	联系人 单位	联系人 姓名	联系人 手机号码	地址	邮编
5118211602	四川省	雅安市	名山区	马岭镇	山娇	已达传播阻断有螺县	固定点	名山区疾控中心	陈健	13881621752	名山区疾控中心	625000
5118222005	四川省	雅安市	荥经县	新添乡	山河	已达传播阻断有螺县	固定点	荥经县疾控中心	李明福	13458853211	荥经县疾控中心	625000
5118252304	四川省	雅安市	天全县	新华乡	溶改	已达传播阻断有螺县	固定点	天全县血防站	王维成	15181212973	天全县血防站	625000
5118260203	四川省	雅安市	芦山县	龙门乡	王家	未达传播阻断县	固定点	芦山县疾控中心	牟丽蓉	13320606369	芦山县疾控中心	625000
5115022701	四川省	宜宾市	翠屏区	安阜街道	流杯池社区	已达传播阻断无螺县	流动点	翠屏区疾控中心	许波	13568590548	翠屏区南岸街道水竹林街翠屏区疾病预防控制中心	644000
5120218212	四川省	资阳市	雁江区	祥符镇	松树	已达传播阻断有螺县	固定点	雁江区疾控中心	罗鸣	18982988100	雁江区疾控中心	641300
5120221705	四川省	资阳市	乐至县	劳动乡	七门	已达传播阻断有螺县	固定点	乐至县疾控中心	唐红利	18398037371	乐至县疾控中心	641500

第六部分

四川省发表的血吸虫病监测相关论文

四川省省级发表的血吸虫病监测相关论文目录

[1] 尹治成,戴晓斌,马光荣,等.世界银行贷款中国血吸虫病控制项目四川省 1994 年血吸虫病监测报告.实用寄生虫病杂志,1995,3(4):150-153.

[2] 尹治成,陈运,戴晓斌,等.世界银行贷款中国血吸虫病控制项目四川省 1995 年疾病监测报告.实用寄生虫病杂志,1996,4(2):78-79.

[3] 尹治成,陈运,吴子松,等.世行贷款中国血吸虫病控制项目四川省 1996 年疾病监测报告.实用寄生虫病杂志,1997,5(1):38-39.

[4] 尹治成,陈运,吴子松,等.世行贷款中国血吸虫病控制项目四川省 1997 年疾病监测报告.实用寄生虫病杂志,1997,5(4):179-180.

[5] 尹治成,吴子松,钱晓洪,等.四川省血防贷款项目 1998 年监测结果及 7 年干预效果分析.实用寄生虫病杂志,1999,7(3):106-109.

[6] 尹治成,辜学广,邱东川,等.四川省血吸虫病流行状况——2001 年抽样调查报告.实用寄生虫病杂志,2002,10(3):96-102.

[7] 尹治成,钱晓洪.四川省血吸虫病达到传播控制和阻断标准地区流行现状.寄生虫病与感染性疾病,2003,1(1):18-20.

[8] 吴子松,尹治成,钱晓洪,等.四川山区血吸虫病流行区钉螺及野粪分布调查.中国血吸虫病防治杂志,2001,13(4):218.

[9] 吴子松,邱东川,尹治成,等.2001 年四川省钉螺抽样调查报告.中国血吸虫病防治杂志,2004,16(3):227-230.

[10] 吴子松,钱晓洪,徐亮,等.2005 年四川省血吸虫病疫情监测结果分析.热带病与寄生虫学,2006,4(4):212-214.

[11] 徐亮,钱晓洪,杨羽,等.2006 年四川省血吸虫病国家级监测点螺情监测报告.寄生虫病与感染性疾病,2006,4(4):193-194.

[12] 吴子松,张晓胜,钟波,等.2003-2005 年四川省急性血吸虫病疫情分析.中国血吸虫病防治杂志,2006,17(5):386-387.

[13] 钱晓洪,徐亮,杨羽,等.2006 年四川省血吸虫病疫情监测.热带病与寄生虫学,2007,5(4):205-207.

[14] 吴子松,许发森,邱东川.四川省血吸虫病流行特征和防治策略.寄生虫病与感染性疾病,2008,6(1):1-4.

[15] 康均行,邱东川,吴子松,等.2007 年四川省血吸虫病疫情监测.预防医学情报杂志,2008,24(5):326-329.

［16］李莉，吴子松，徐亮，等. 2005—2009 年四川省血吸虫病疫情监测结果分析. 疾病监测，2010，25（12）：972-975.

［17］刘阳，栾荣生，钟波，等. 四川省血吸虫病传播控制地区疫情回升的影响因素研究. 预防医学情报杂志，2010，26（3）：165-169.

［18］徐亮，蒙先洪，钱晓洪，等. 2005—2009 年四川省血吸虫病国家级监测点螺情监测分析. 2010，8（3）：115-118.

［19］张旭东，徐亮，蒙先洪，等. 2010 年四川省血吸虫病监测结果分析. 预防医学情报杂志，2011，27（10）782-785.

［20］钟波，吴子松，陈琳，等. 我国山丘型血吸虫病流行区防治成果巩固与发展. 中国血吸虫病防治杂志，2011，23（1）：10-13.

［21］蒙先洪，徐亮，张旭东，等. 2005—2010 年四川省血吸虫病疫情监测. 中国血吸虫病杂志，2012，24（1）：21-25.

［22］吴子松，王定海，唐猛，等. 2000—2011 年四川省部分血吸虫病流行县级疾病预防控制机构发表论文分析. 寄生虫病与感染性疾病，2012，10（3）：124-126.

［23］吴子松，徐亮，蒙先洪，等. 四川省血吸虫病传播阻断地区疫情现状. 寄生虫病与感染性疾病，2013，11（2）：57-60.

［24］吴子松，唐猛，李汉刚，等. 山丘型血吸虫病流行区人群血吸虫抗体消长监测. 中国血吸虫病防治杂志，2013，25（2）：133-136.

［25］钟波，陈琳，刘阳，等. 四川芦山地震灾区血吸虫病传播风险初步分析与评估. 中国血吸虫病防治杂志，2013，25（3）：226-231.

［26］陆定，徐亮，刘阳，等. 2011 年四川省血吸虫病监测. 预防医学情报杂志，2014，30（3）：184-186.

［27］古熙，吴子松，徐亮，等. 四川省血吸虫病防治难点及策略分析. 寄生虫病与感染性疾病，2014，12（4）：1690-1174.

［28］万佳嘉，徐亮，徐佳，等. 2010—2014 年四川省血吸虫病监测点疫情分析. 寄生虫病与感染性疾病，2015，13（4）：192-197.

［29］吴子松，杨莉. 四川省血吸虫病防治工作进展及展望. 寄生虫病与感染性疾病，2016，14（1）：1-7.

四川省县级发表的血吸虫病监测相关论文目录

[1] 杜英勇,李永刚,吴杰,等.仁寿县志气村2005年血吸虫病监测点结果分析.寄生虫病与感染性疾病,2006,4(4):184-185.

[2] 李永刚,杜英勇,吴杰,等.仁寿县志气村2006年血吸虫病疫情监测报告.寄生虫病与感染性疾病,2007,5(3):142-143.

[3] 崔三明,杜英勇,吴杰,等.2005—2008年仁寿县志气村血吸虫病监测结果分析.寄生虫病与感染性疾病,2009,7(2):83-86.

[4] 刘勇毅,辜建军,王荣科,等.2009年仁寿县志气村血吸虫病疫情监测与分析.寄生虫病与感染性疾病,2010,8(4):210-211.

[5] 刘花容,杜英勇,瞿遥来,等.仁寿县志气村2005—2011年血吸虫病监测结果分析.健康大视野,2012,20(7):6-8.

[6] 瞿遥来,方敏,祝建华,等.2005—2012年仁寿县志气村血吸虫病监测结果分析.预防医学情报杂志,2014,30(10):883-885.

[7] 崔三明,谢东旭,黄河,等.2013—2014年四川省仁寿县尖兵村血吸虫病哨鼠监测结果分析.寄生虫病与感染性疾病,2015,13(2):66-68.

[8] 谢东旭,杨凯,范文成,等.2005—2014年四川省仁寿县志气村血吸虫病监测结果分析.寄生虫病与感染性疾病,2016,14(4):244-247.

[9] 赵剑波,唐猛,范建儒,等.丹棱县桂香村2006年血吸虫病监测报告.寄生虫病与感染性疾病,2007,5(3):136-137.

[10] 唐猛,毛平,李汉刚,等.2005—2010年丹棱县血吸虫病监测疫情分析.寄生虫病与感染性疾病,2012,10(2):75-78.

[11] 唐猛,朱会彬,胡幼萍,等.丹棱县丘陵水库湿地螺情监测结果分析.中国血吸虫病防治杂志,2015,7(4):406-409.

[12] 董光福,李明三,杨陵江,等.德昌县新河村2005年血吸虫病监测点结果分析.寄生虫病与感染性疾病,2006,9(4):136-137.

[13] 李明三,董光福,刘世祥,等.德昌县新河村2006年血吸虫病疫情监测结果分析.寄生虫病与感染性疾病,2007,9(5):138-139.

[14] 王志祥,郭永祥,时锐戈,等.眉山市东坡区一里村2005年血吸虫病监测点结果分析.寄生虫病与感染性疾病,2006,4(3):132-133.

[15] 万学祥,王志祥,郭永祥,等.眉山市东坡区一里村2006年血吸虫病监测结果分析.寄生虫病与感染性疾病,2007,5(3):140-141.

[16] 王志祥,郭永祥,时锐戈,等. 2007 年眉山市东坡区一里村血吸虫病监测点疫情监测报告. 寄生虫病与感染性疾病,2008,6(4):217-218.

[17] 万学祥,王志祥,刘青,等. 2005—2008 年眉山市东坡区血吸虫病监测. 中国血吸虫病防治杂志,2009,21(4):300-304.

[18] 邓启华,刘晓波,代凯,等. 广汉市双泉乡血吸虫病疫情 4 年监测分析. 寄生虫病与感染性疾病,2004,2(2):80-81.

[19] 邓启华,代凯,罗光毅,等. 2015 年四川广汉市联江村血吸虫病疫情监测报告. 热带病与寄生虫学,2006,4(4):250-251.

[20] 谭本富,代凯,邓启华,等. 广汉市联江村 2006 年血吸虫病疫情监测结果分析. 寄生虫病与感染性疾病,2007,5(3):134-135.

[21] 邓启华,代凯,黎攀,等. 2005—2009 年广汉市联江村血吸虫病疫情监测. 寄生虫病与感染性疾病,2011,9(1):17-19.

[22] 代凯,黎攀. 2010 年四川广汉联江村血吸虫病疫情监测. 寄生虫病与感染性疾病,2011,9(3):154-155.

[23] 杨远华,赵正文,胡慧财,等. 四川芦山县思延乡胜利村血吸虫病三年纵向观测报告. 实用寄生虫病杂志,1995,3(2):90-91.

[24] 王朝富,汪世忠,陈秀丽,等. 2010 年芦山县血吸虫病监测结果分析. 寄生虫病与感染性疾病,2011,9(3):162-164.

[25] 徐惠蓉,伍建军,侯明,等. 2005—2014 年四川省蒲江县古佛村血吸虫病监测. 寄生虫病与感性疾病,2015,13(4):215-217.

[26] 徐惠蓉,伍建军,侯明,等. 2006—2013 年四川省蒲江县古佛村人群血吸虫抗体消长监测. 寄生虫病与感染性疾病,2015,13(2):83-86.

[27] 梁林,龚庆,张辉,等. 2006 年四川蒲江县古佛村血吸虫病疫情监测报告. 热带病与寄生虫学,2007,5(4):238-238.

[28] 梁林,龚庆,张辉,等. 蒲江县古佛村 2005 年血吸虫病监测点结果分析. 寄生虫病与感染性疾病,2006,4(3):134-135.

[29] 汪涛,纪竟骧,汪伦,等. 2010—2014 年四川省邛崃市血吸虫病疫情监测分析. 寄生虫病与感染性疾病,2015,13(3):134-137.

[30] 汪涛,李纪安,易先敏,等. 2012 年四川省邛崃市血吸虫病疫情监测. 寄生虫病与感染性疾病,2013,13(3):149-150.

[31] 尹洪智,赖玉华,沙开友,等. 四川省西昌市川兴乡血吸虫病疫情监测点 2000 年监测报告. 实用寄生虫病杂志,2001,9(3):117-118.

[32] 尹洪智,王洪,吴同铭,等. 四川省西昌市川兴血吸虫病疫情监测点 3 年监测分析. 寄生虫病与感染性疾病,2003,1(3):139-140.

[33] 尹洪智,王洪,吴同铭,等. 2000—2004 年西昌市血吸虫病监测报告. 中国血吸虫病防治杂志,2006,18(2):152-153.

[34] 尹洪智,沙开友,赵联国,等. 2005 年四川省西昌市新农村血吸虫病疫情监测报告. 热带病与寄生虫学,2006,4(4):253-254.

[35] 赵联国,尹洪智,赖玉华,等. 2005—2006 年西昌川兴镇血吸虫疫情监测. 中国血吸虫

病防治杂志, 2008, 20(4): 259-264.

[36] 周时国, 赵联国, 尹洪智, 等. 2005—2008 年西昌市川兴镇血吸虫病疫情监测分析. 寄生虫病与感染性疾病, 2009, 7(4): 214-215.

[37] 沙开友, 尹洪智, 赵联国, 等. 2005—2007 年西昌市新农村血吸虫病疫情监测. 中国血吸虫病防治杂志, 2009, 21(1): 34.

[38] 周时国, 尹洪智, 赵联国, 等. 2008 年西昌市川兴镇国家级血吸虫病监测点疫情. 中国血吸虫病防治杂志, 2010, 22(1): 46, 50.

[39] 叶友琴, 尹洪智, 赖玉华, 等. 2007 年四川西昌市新农村血吸虫病监测报告. 热带病与寄生虫学, 2009, 7(3): 253-254.

[40] 赵联国, 尹洪智, 冯宗亮, 等. 2000—2009 年西昌市血吸虫病监测结果分析. 预防医学情报杂志, 2010, 26(7): 523-526.

[41] 周时国, 尹洪智, 赵联国, 等. 2008 年西昌市新农村血吸虫病疫情监测报告. 职业卫生与病伤, 2010, 25(1): 41-43.

[42] 冯宗亮, 尹洪智, 赖玉华, 等. 2010 年西昌市新农村血吸虫病疫情监测报告. 寄生虫病与感染性疾病, 2011, 09(4): 221-222.

[43] 尹洪智, 冯宗亮, 赵联国, 等. 2005—2010 年西昌市血吸虫病疫情监测. 寄生虫病与感染性疾病, 2012, 10(2): 89-91.

[44] 徐从敏, 尹洪智, 冯宗亮, 等. 2011 年西昌市新农村血吸虫病疫情监测报告. 寄生虫病与感染性疾病, 2013, 11(1): 221-222.

[45] 周安令, 蓝家刚. 中江县大田坝村 2005 年血吸虫病监测点结果分析. 寄生虫病与感染性疾病, 2006, 4(3): 140-142.

[46] 周安令, 范永龙, 邹健, 等. 2004—2008 年中江县大田坝村血吸虫病疫情监测分析. 寄生虫病与感染性疾病, 2009, 7(4): 200-202.

[47] 蓝家刚, 周安令, 邹健, 等倩. 中江县血吸虫病疫情监测点 2006 年监测结果分析. 寄生虫病与感染性疾病, 2007, 5(2): 86-87.

[48] 王定海, 蒙先洪, 吴子松, 等. 2005—2009 年绵阳市血吸虫病国家监测点监测结果分析. 寄生虫病与感染性疾病, 2011, 9(1): 1-4.

58检